# 高级卫生专业技术资格考试用书
# 内科护理学模拟试卷（一）

主　编　丁淑贞　陈正女
编　者　(按姓氏笔画排序)
丁淑贞　于　涛　王　玉
王红微　孙丽娜　刘艳君
张　彤　陈正女

中国协和医科大学出版社
北　京

# 模拟试卷（一）

## 一、单选题（以下每道考题有5个备选答案，请选择1个最佳答案）

1. 急性左心衰竭患者咳痰为（　）。
   A. 黄脓痰
   B. 痰有恶臭味
   C. 铁锈色痰
   D. 白色泡沫样痰
   E. 粉红色泡沫样痰

2. 下列有关急性气管-支气管炎的临床特点，说法正确的是（　）。
   A. 胸骨后有不适
   B. 咳嗽3天左右消失
   C. 常无急性上呼吸道症状
   D. 开始即咳吐黏液脓痰
   E. 胸部X线片可见斑片状致密影

3. Ⅰ型呼吸衰竭的血气诊断标准是（　）。
   A. pH <7.35
   B. 动脉血氧饱和度（$SaPO_2$）低于90%
   C. 动脉血氧含量（$SaO_2$）低于20%
   D. 动脉血二氧化碳分压（$PaCO_2$）高于6.67kPa（50mmHg）
   E. 动脉血氧分压（$PaO_2$）低于8kPa（60mmHg）

4. 洋地黄制剂治疗心力衰竭最主要的机制是（　）。
   A. 兴奋交感神经
   B. 增强心肌收缩力
   C. 兴奋心脏传导系统
   D. 扩张冠状动脉
   E. 抑制迷走神经系统

5. 诱发或加重心力衰竭的因素中最常见的是（　）。
   A. 身心劳累
   B. 呼吸道感染
   C. 治疗不当
   D. 严重心律失常
   E. 循环血容量增加或锐减

6. 发生急性心肌梗死的病理基础是（　）。
   A. 出血
   B. 粥样斑块破裂
   C. 冠状动脉痉挛
   D. 血栓形成
   E. 动脉粥样硬化致管腔严重狭窄和心肌供血不足

7. 使用药物氢氯噻嗪降压治疗的过程中，护士应尤其注意观察（　）。
   A. 血钾
   B. 心率
   C. 血压
   D. 血钠
   E. 肾功能

8. 消化性溃疡患者应避免口服（　）。
   A. 多潘立酮（吗丁啉）
   B. 泼尼松
   C. 甲氧氯普胺（胃复安）
   D. 庆大霉素
   E. 链霉素

9. 氨中毒引起肝性脑病的主要机制是（　）。
   A. 氨使蛋白质代谢障碍
   B. 氨取代正常神经递质

C. 氨干扰大脑的能量代谢
D. 氨引起神经传导异常
E. 氨促使氨基酸代谢不平衡

10. 患者行胃镜检查后正确的护理是（　）。
A. 如腹胀不可进行腹部按摩
B. 检查后可进食
C. 流水清洗检查器械，避免交叉感染
D. 检查后有溃疡的患者严密观察病情变化
E. 检查后如患者咽痛，可用温水含漱或含咽片

11. 患者，女性，35 岁。5 年前确诊为胃溃疡，近几日来，感上腹饱胀不适，尤以餐后为甚，并伴有恶心、呕吐，呕吐物为发酵性宿食。该患者最有可能出现的并发症为（　）。
A. 穿孔
B. 出血
C. 癌变
D. 感染
E. 幽门梗阻

12. 急性肾小球肾炎前驱感染潜伏期是（　）。
A. 1 周
B. 1~3 周
C. 2~3 周
D. 3~4 周
E. 4~5 周

13. 慢性肾衰竭的早期症状是（　）。
A. 厌食、恶心、呕吐
B. 口腔氨臭味、腹泻
C. 皮肤瘙痒、紫癜
D. 呼吸深大、咳嗽
E. 神情淡漠、嗜睡

14. 糖皮质激素治疗肾病综合征的疗效主要表现为（　）。
A. 血黏度恢复
B. 水肿消退
C. 蛋白尿消失
D. 血浆白蛋白恢复正常
E. 血尿消失

15. 下列不属于经皮穿刺肾活组织检查术的绝对禁忌证的是（　）。
A. 孤立肾
B. 小肾或固缩肾
C. 重度高血压
D. 尿路梗阻
E. 明显出血倾向

16. 缺铁性贫血患者口服铁剂正确的是（　）。
A. 可与牛奶同时服用
B. 可同时服用维生素 C
C. 一旦血象恢复正常即需停药
D. 宜餐前服用
E. 不宜同时服用稀盐酸

17. 再生障碍性贫血患者在医生建议对其进行保护性隔离时，该患者粒细胞数量可能低于（　）。
A. $0.5\times10^9/L$
B. $1\times10^9/L$
C. $2\times10^9/L$
D. $3\times10^9/L$
E. $4\times10^9/L$

18. 甲状腺功能亢进患者避免吃海带等海产品的理由是（　）。
A. 避免消化不良
B. 避免过敏
C. 避免对胃刺激
D. 减少纤维素摄入
E. 避免甲状腺素合成过多

19. 皮质醇增多症的身体状况评估，不正确的项目是（　）。
A. 皮肤紫纹
B. 环形红斑
C. 向心性肥胖
D. 多血质外貌
E. 满月脸

20. 在初次使用胰岛素治疗时，一般选用（　）。
A. 正规胰岛素从大剂量开始
B. 正规胰岛素从小剂量开始
C. 正规胰岛素与鱼精蛋白胰岛素联合应用
D. 鱼精蛋白锌胰岛素从大剂量开始
E. 鱼精蛋白锌胰岛素从小剂量开始

21. 有关应用胰岛素的护理注意事项中，错误的是（　）。
A. 使用时保存在室温20℃以下
B. 剂量必须准确
C. 采用1ml注射器
D. 注射部位应经常更换
E. 短效胰岛素在早饭前1小时注射

22. 糖尿病患者按规定进食后，仍感饥饿可以给（　）。
A. 土豆
B. 鸡蛋
C. 豆制品
D. 红薯
E. 蔬菜

23. 类风湿关节炎活动期的护理措施，不妥的是（　）。
A. 四肢关节保持屈曲
B. 卧床休息
C. 足底放护足板
D. 关节保暖
E. 避免关节受压

24. 类风湿关节炎最常累及的关节是（　）。
A. 肩肘关节
B. 掌指关节和近端指间关节
C. 中轴关节
D. 髋关节
E. 踝关节

25. 类风湿关节炎的护理措施重要的是（　）。
A. 保持健存关节功能
B. 休息
C. 抬高头部
D. 抬高膝部
E. 限制活动

26. 有机磷农药中毒引起的烟碱样症状是（　）。
A. 意识障碍
B. 肺水肿
C. 肌束颤动
D. 休克
E. 瞳孔缩小

27. 抢救有机磷农药中毒时能消除烟碱样症状的药物是（　）。
A. 阿托品
B. 解磷定
C. 碳酸氢钠
D. 利多卡因
E. 呋塞米（速尿）

28. 流行性脑脊髓膜炎的快速诊断方法是（　）。
A. 细菌学检查
B. 血常规

C. 影像学检查
D. 免疫学检查
E. 脑脊液检查

29. 流行性脑脊髓膜炎暴发型败血症期的临床特点是（ ）。
A. 循环衰竭和脑膜刺激征阳性
B. 高热、呕吐和玫瑰疹
C. 高热、瘀斑、呼吸困难、脑水肿
D. 高热、呕吐、皮疹和意识障碍
E. 全身大量出血性皮疹和循环衰竭症状

30. 重症肌无力患者的首发症状是（ ）。
A. 四肢乏力
B. 饮水呛咳
C. 吞咽困难
D. 言语不清
E. 上睑下垂

31. 某糖尿病患者，口服格列本脲（优降糖）治疗，护士需指导患者此药服用的时间应在（ ）。
A. 餐前半小时
B. 餐后半小时
C. 餐前 20 分钟
D. 餐后 20 分钟
E. 餐前 1 小时

32. 某哺乳期妇女，因面色苍白、乏力而就诊。体格检查发现其舌质绛红，并有口腔溃疡，化验血清叶酸浓度 5. 8nmol/L，诊断为营养性巨幼细胞贫血。为该患者提供的健康教育中，不妥的是（ ）。
A. 进餐前后用漱口液漱口
B. 进食宜温软
C. 烹煮蔬菜时间宜适当延长，以保证食物松软便于吸收
D. 多食含叶酸丰富的蔬菜、水果
E. 多休息，避免劳累

33. 患者，女性，35 岁。反复发作皮肤瘀点、瘀斑伴月经量过多 3 个月来院就诊。查体：轻度贫血貌，周身皮肤可见散在瘀点，余无异常。鉴别特发性血小板减少性紫癜和过敏性紫癜的最有效检查是（ ）。
A. 凝血时间测定
B. 束臂试验
C. 细胞化学染色
D. 血小板计数和形态
E. 骨髓象分析

34. 患者，女性，25 岁。因双下肢中度水肿，尿蛋白（+++）入院。查血清蛋白 20g/L,被诊断为肾病综合征。下列哪项是首选的治疗药物（ ）。
A. 长春新碱
B. 安西他滨
C. 泼尼松
D. 阿霉素
E. 环孢素 A

35. 患者，女性，35 岁。风湿性心脏病二尖瓣狭窄 5 年，近 1 个月重体力劳动时出现呼吸困难入院。昨晚 23 时患者突然憋醒，端坐位，大汗淋漓，咳嗽，咳粉红色泡沫样痰。HR 120 次/分，两肺满布湿啰音及哮鸣音。护士应给予患者氧疗的措施为（ ）。
A. 高流量给氧
B. 持续低流量给氧
C. 低流量酒精湿化给氧
D. 间断给氧
E. 高流量酒精湿化给氧

## 二、多选题（以下每道考题有 5 个备选答案，每题至少有 2 个正确答案）

1. 患者行纤维支气管镜检查后，护士需要观察的内容有（　）。
   A. 有无发热、胸痛
   B. 有无球结膜水肿
   C. 有无胸闷或呼吸困难
   D. 有无痰中带血或血痰
   E. 有无声音嘶哑或咽痛

2. 有关护士为患者进行体位引流，说法正确的有（　）。
   A. 确定引流体位
   B. 确定肺部病变部位
   C. 被引流气管的开口向上
   D. 每天可引流 1~3 次
   E. 每次引流时间可持续 20 分钟

3. 下列关于心力衰竭患者的护理措施，不妥的是（　）。
   A. 患者每日液体入量无须限制
   B. 低蛋白、高维生素饮食
   C. 限制总热量的摄入、少量多餐
   D. 若患者心率 >100 次/分，不能服用地高辛
   E. 服用地高辛的患者若一次漏服，应嘱患者下次补服

4. 下列关于二尖瓣狭窄伴心房颤动的治疗原则，正确的有（　）。
   A. 预防血栓栓塞
   B. 控制心室率
   C. 慢性者应用介入或手术治疗狭窄
   D. 静脉输入血管扩张剂
   E. 争取恢复和保持窦性心律

5. 经皮穿刺冠状动脉内支架安置术的护理措施及有关指导中，正确的有（　）。
   A. 术后服用阿司匹林 1~3 个月
   B. 术前口服阿司匹林
   C. 术中用肝素抗凝
   D. 术后长期服用阿司匹林
   E. 术后口服华法林维持抗凝 1~3 个月

6. 肝动脉栓塞化疗患者术后护理，不妥的是（　）。
   A. 穿刺部位压迫止血后，沙袋压迫 12 小时
   B. 术后 1 周，根据医嘱静脉输入清蛋白
   C. 术后常规高浓度氧气吸入
   D. 术后常规进食流质，并少量多餐
   E. 术后出现持续发热为感染征象，应立即给予抗生素

7. 消化性溃疡典型临床特点是（　）。
   A. 病程长
   B. 精神因素和过度劳累可诱发
   C. 全身症状较明显
   D. 节律性疼痛
   E. 发作期和缓解期交替出现

8. 急性肾衰竭少尿或无尿期饮食的处理，正确的是（　）。
   A. 热量供应以糖为主
   B. 高维生素
   C. 高热量
   D. 可给适量的脂肪乳剂
   E. 热量供应以蛋白为主

9. 下列有关慢性肾小球肾炎患者健康教育，正确的是（　）。
   A. 嘱患者避免预防接种、妊娠
   B. 嘱患者加强休息，以延缓肾功能减退
   C. 嘱患者进食低盐、高热量食物

D. 嘱患者进食含磷量高的食物
E. 嘱患者少去人多的地方，尤其预防呼吸道感染

10. 关于风湿性疾病疼痛的性质，叙述正确的有（ ）。
A. 风湿热的关节痛多呈游走性
B. 骨关节炎所致膝关节痛于活动后缓解
C. 系统性红斑狼疮引起的关节疼痛早起重、晚上轻
D. 类风湿所致膝关节痛于活动后缓解
E. 痛风的关节痛固定于少数关节，剧烈难忍

11. 系统性红斑狼疮的发病与下列哪项因素有关（ ）。
A. 败血症
B. 遗传因素
C. 病毒感染
D. 紫外线
E. 雌激素

12. 癫痫患者出院时，健康教育内容有（ ）。
A. 避免疲劳、烟酒
B. 保持情绪稳定
C. 不可随意增减药物剂量
D. 自我感觉良好及时停药
E. 定期查血象及肝、肾功能

13. 脑出血的临床表现特点有（ ）。
A. 多发生于睡眠或安静休息时
B. 可出现肢体感觉障碍
C. 可表现为剧烈头痛、呕吐
D. 可迅速出现意识障碍
E. 常因损伤内囊而出现“三偏征”

14. 有机磷杀虫剂污染眼部后，可用下列哪些液体冲洗眼部（ ）。
A. 肥皂水
B. 热水
C. 1∶5000 高锰酸钾
D. 2%碳酸氢钠
E. 0.9%生理盐水

15. 糖尿病患者进行适当运动的目的是（ ）。
A. 降低血糖
B. 有利于减轻体重
C. 改善脂肪代谢紊乱
D. 提高胰岛素敏感性
E. 诱发低血糖反应

16. 护士指导支气管扩张患者做体位引流，正确的是（ ）。
A. 依病变部位而采取合适的体位
B. 引流多在饭后进行
C. 引流时间每次 30~45 分钟
D. 每次引流必须坚持至痰液大量咳出后才能终止
E. 引流时鼓励患者适当咳嗽

17. 慢性呼吸衰竭的主要护理诊断为（ ）。
A. 清理呼吸道无效
B. 预感性悲哀
C. 气体交换受损
D. 低效性呼吸型态
E. 自理缺陷

18. 可减轻慢性心力衰竭患者心脏负荷的治疗措施有（ ）。
A. 低盐饮食
B. 休息
C. 应用多巴胺
D. 应用洋地黄药物
E. 应用螺内酯（安体舒通）

19. 慢性粒细胞白血病可有下列哪些改变（ ）。
A. 脾大
B. 全身浅表淋巴结肿大

C. 外周血象中以中性中幼、晚幼和杆状核粒细胞为主
D. 可发生自身免疫性溶血性贫血
E. 可有胸骨中下段压痛

20. 急性细菌性痢疾患者符合下列哪些条件才能解除隔离（　）。
A. 临床症状消失
B. 粪便镜检无脓细胞
C. 连续 2 次粪便培养阴性
D. 血象正常
E. 粪便镜检无巨噬细胞

## 三、案例分析题（每个案例至少有 3 个提问，每个提问有多个备选答案，其中正确答案有 1 个或几个）

（1～5 题共用题干）

患者，女性，42 岁。主诉有鼻塞、咽痛、声音嘶哑、流眼泪、呼吸道不畅等急性上呼吸道感染症状。血象检查：血白细胞计数偏低。

1. 考虑感染为（　）。
A. 病毒
B. 流感嗜血杆菌
C. 革兰阴性杆菌
D. 溶血性链球菌
E. 葡萄球菌

2. 急性上呼吸道感染的并发症有（　）。
A. 中耳炎
B. 肺炎
C. 气管–支气管炎
D. 心肌炎
E. 急性鼻窦炎

3. 上呼吸道感染患者正确的护理方法是（　）。
A. 多饮水
B. 注意保暖
C. 一般不需要任何特殊处理
D. 常规使用抗生素
E. 发热、全身酸痛者可用解热镇痛药

4. 为了防止交互感染，该患者的家属应做好（　）。
A. 用抗生素预防
B. 室内食醋熏蒸
C. 长期家庭氧疗
D. 呼吸道隔离
E. 多休息、多饮水

5. 预防此病正确的健康指导是（　）。
A. 避免淋雨
B. 加强体育和耐寒锻炼
C. 必要时用流感疫苗鼻腔喷雾
D. 咳嗽或打喷嚏时应避免面对他人
E. 在感冒流行季节，尽量少去公共场所

（6～11 题共用题干）

患者，女性，45 岁。因近 1 个月怕热、多汗、情绪激动，且经常腹泻、心悸而来门诊检查。体检：甲状腺肿大，两手微抖，眼球稍突。实验室检查：$T_3$ 7.2nmol/L，$T_4$ 254nmol/L。诊断为甲状腺功能亢进收入院。

6. 患者突眼的主要原因是（　）。
A. 球后组织有水肿
B. 球后组织有细胞浸润
C. 眼球后脂肪组织增生
D. 上眼睑痉挛和回缩
E. 眼外肌水肿变性

7. 下列哪项不属于该病的护理诊断（　）。
A. 甲状腺肿大
B. 营养失调

C. 知识缺乏
D. 焦虑
E. 自我形象紊乱

8. 判断该患者病情程度的主要指标是（　）。
A. 突眼程度
B. 食欲亢进程度
C. 体重减轻程度
D. 脉率增快和脉压增大的程度
E. 甲状腺肿大程度

9. 该患者不宜使用以下哪种药物治疗（　）。
A. 甲巯咪唑
B. 卡比马唑
C. 甲硫氧嘧啶
D. 丙硫氧嘧啶
E. 普萘洛尔

10. 护士为其进行饮食指导时，应告诉患者避免食用（　）。
A. 含碘丰富的食物
B. 高热量、高蛋白食物
C. 低纤维素食物
D. 豆腐、豆浆等豆制品
E. 富含钾、钙的食物

11. 该患者入院后突然出现烦躁不安、高热、呕吐、大汗、心率加快、血压骤升。推断该患者可能发生了（　）。
A. $T_3$型甲亢
B. 黏液性水肿
C. 淡漠型甲亢
D. 甲亢性心脏病
E. 甲状腺危象

（12~18 题共用题干）

患者，女性，35 岁。7 天前出现头痛、腰痛、眼眶痛，伴有高热，同时感恶心、食欲减退，尿量减少，现每天约 700ml。查体：T 40℃，面部、颈部、胸部潮红，有充血性皮疹，球结膜水肿，腰部叩击痛。辅助检查示 WBC $20\times10^9$/L，血 BUN、Cr 升高。

12. 该患者最可能的诊断是（　）。
A. 狂犬病
B. 甲型肝炎
C. 流行性出血热
D. 细菌性痢疾
E. 流行性乙型脑炎

13. 对确诊该病最有意义的是（　）。
A. 临床上表现有“三红”
B. 临床上表现有“三痛”
C. 三大主症：发热、出血、肾损害
D. 尿中出现膜状物
E. 血象中出现异型淋巴细胞和血小板减少

14. 此时对患者的护理措施正确的是（　）。
A. 使用发汗退热药物
B. 酒精擦浴
C. 鼓励患者多饮水
D. 高维生素、低蛋白饮食
E. 卧床休息，适当锻炼

15. 该病使用抗病毒治疗药物最有效的时期是（　）。
A. 发热早期
B. 发热后期
C. 休克期
D. 少尿期
E. 多尿期

16. 患者经治疗后体温正常，尿量增加至每天 4000ml，此时对患者的护理正确的是（　）。
A. 使用发汗退热药物
B. 高维生素、低钾饮食
C. 卧床休息，适当锻炼

D. 鼓励患者多饮水

E. 保持安静，防止光、风刺激

17. 患者经治疗后尿量正常，症状消失。此时，为完全恢复肾功能，建议患者出院后继续休息（ ）。

A. 1 周

B. 20 天

C. 1~3 个月

D. 半年

E. 1 年

18. 该病预防措施关键是（ ）。

A. 灭鼠

B. 灭蚊

C. 空气消毒

D. 管理水源

E. 注射疫苗

（19~24 题共用题干）

患者，女性，45 岁。因心悸、乏力伴怕热、多汗 1 个月就诊。身体评估：T 37.5℃，HR 100 次/分，BP 140/90mmHg，消瘦，甲状腺弥漫性、对称性Ⅱ度肿大，质软，随吞咽上下活动，伴有震颤，并可闻及血管杂音。诊断为甲状腺功能亢进症收入院。

19. 甲状腺功能亢进症最主要的病因是（ ）。

A. 直接病毒感染

B. 直接细菌感染

C. 放射线过多

D. 自身免疫性

E. 对链球菌变态反应

20. 下列哪项不属于护理诊断（ ）。

A. 甲状腺肿大

B. 焦虑

C. 知识缺乏

D. 自我形象紊乱

E. 营养失调

21. 对该患者的饮食护理，正确的有（ ）。

A. 禁喝浓茶、咖啡

B. 避免吃含碘丰富的食物

C. 控制水分摄入

D. 避免进辛辣等刺激性食物

E. 高蛋白、高热量、高维生素

22. 当甲状腺功能亢进患者出现一些表现时，护士应警惕甲状腺危象发生，这些表现是（ ）。

A. 怕热、多汗，常有消瘦

B. 甲状腺弥漫性、对称性肿大

C. 高热，T > 39℃，HR 120~140 次/分

D. 情绪不稳，多言好动

E. 食欲亢进，大便次数增多

23. 对于甲状腺危象的治疗，正确的有（ ）。

A. 利血平或普萘洛尔（心得安）

B. 纠正水、电解质失衡，物理降温

C. 地塞米松静滴

D. 防治感染

E. 口服复方碘或静滴碘化钠，停用抗甲状腺药

24. 护士为甲状腺功能亢进患者做出院指导，其最重要的内容是（ ）。

A. 注意生活规律，避免过劳

B. 保持良好心理状态

C. 需高蛋白、高维生素饮食

D. 避免应激性事件

E. 继续服用甲巯咪唑，定期门诊复查，嘱每 2 周检查白细胞计数

（25~30 题共用题干）

患者，女性，55 岁。患 2 型糖尿病 15 年，近半月来发现双下肢水肿，并逐渐加

重，常感乏力、头晕，遂来医院就诊。查血白蛋白 25g/L，血清胆固醇及甘油三酯升高，血肌酐、尿素氮正常。查体 BP 170/110mmHg，双下肢重度凹陷性水肿。

25. 该患者最可能的诊断为（　）。
A. 急性肾小球肾炎
B. 慢性肾小球肾炎
C. 肾盂肾炎
D. 肾病综合征
E. 慢性肾衰竭

26. 下列护理诊断中，不妥的是（　）。
A. 体液过多
B. 有感染的危险
C. 家庭应对无效
D. 有皮肤完整性受损的危险
E. 营养失调：低于机体需要量

27. 护士给予患者的饮食指导中，正确的有（　）。
A. 应尽量摄入动物蛋白
B. 饱和脂肪酸和不饱和脂肪酸的比例为 2∶1
C. 低盐饮食，钠盐摄入≤2g/d
D. 每日摄入热量不少于 126kJ
E. 蛋白质摄入量 0.8~1.0g/(kg·d)

28. 该患者引起全身水肿的原因是由于（　）。
A. 胶体渗透压降低
B. 胶体渗透压增高
C. 血钠过低
D. 体液过多
E. 血钠过高

29. 关于该患者伴明显水肿症状时的休息指导，正确的有（　）。
A. 绝对卧床休息
B. 卧床休息，并进行适度的床旁活动
C. 不需要卧床休息，但应该避免劳累
D. 增加卧床休息时间至水肿消退
E. 卧床休息至尿蛋白消失

30. 该患者最易并发（　）。
A. 动脉粥样硬化
B. 下肢静脉血栓
C. 肾功能不全
D. 感染
E. 肾静脉血栓

（31~33 题共用题干）

患者，男性，62 岁。身高 178cm，体重 70kg。因二尖瓣狭窄和关闭不全，为行二尖瓣置换术入院。

31. 首次评估时，很可能从患者的健康史中了解到其童年时曾患过（　）。
A. 风湿热
B. 猩红热
C. 脑膜炎
D. 肺炎
E. 脊髓灰质炎

32. 进行体检时，同时测量心尖及桡动脉脉搏，主要是为了确定（　）。
A. 脉压
B. 脉搏的强度
C. 短绌脉
D. 血管弹性
E. 脉搏节律

33. 患者置换的是机械瓣膜，需终身应用抗凝药，应告诉患者可能会出现的并发症是（　）。
A. 肾衰竭
B. 出血
C. 肝功能衰竭
D. 心力衰竭
E. 呼吸衰竭

(34~37 题共用题干)

患者，女性，35 岁。诊断为甲亢，需行甲状腺次全切除术。

34. 护士在术前准备中重要的环节是（　）。
   A. 药物准备，借以降低基础代谢率
   B. 喉镜检查确定声带功能
   C. 详细检查心脏，必要时做心电图
   D. 测定基础代谢率，了解甲亢程度，选择手术时机
   E. 颈部摄片，以了解有无气管受压或移位

35. 若患者术前服碘剂准备，则最佳手术时间是（　）。
   A. 开始服碘剂 3 天以后
   B. 开始服碘剂 1 周左右
   C. 开始服碘剂 2~3 周
   D. 开始服碘剂 4~5 周
   E. 开始服碘剂 5~6 周

36. 判断该患者病情程度的主要指标是（　）。
   A. 突眼程度
   B. 食欲亢进程度
   C. 甲状腺肿大程度
   D. 体重减轻程度
   E. 脉率增快和脉压增大程度

37. 该患者手术麻醉清醒后应采取的体位是（　）。
   A. 侧卧位
   B. 半卧位
   C. 中凹卧位
   D. 头高斜坡位
   E. 平卧位

(38~42 题共用题干)

患者，女性，40 岁。因腕及掌指关节肿痛，伴双膝关节疼痛、行走困难而入院。入院血液检查：ESR 70mm/h，WBC $4.10\times10^9$/L，RBC $3.6\times10^{12}$/L，血红蛋白 110g/L。免疫学检查：C3、C4 均增高，RF（+），尿蛋白（-）。伴有晨僵。

38. 该患者最可能的诊断是（　）。
   A. 风湿性关节炎
   B. 类风湿关节炎
   C. 干燥综合征
   D. 骨性关节炎
   E. 系统性红斑狼疮

39. 此期患者的护理措施，不妥的是（　）。
   A. 加强小关节功能锻炼
   B. 卧床休息，并保持正确的体位
   C. 遵医嘱给予消炎止痛剂
   D. 注意观察药物不良反应
   E. 嘱患者定时定量服药，不可随意加减药量或停药

40. 治疗类风湿关节炎药物的不良反应有（　）。
   A. 骨髓抑制
   B. 胃肠道不适
   C. 骨髓活跃
   D. 肝功能异常
   E. 皮肤黏膜出血

41. 目前最主要的护理诊断是（　）。
   A. 焦虑
   B. 有失用综合征的危险
   C. 自理缺陷
   D. 功能障碍性悲哀
   E. 疼痛：关节痛

42. 护士给该患者的健康教育内容有（　）。
   A. 绝对卧床休息
   B. 指导按医嘱服药
   C. 避免寒冷和潮湿

D. 足量蛋白质和高维生素饮食
E. 介绍疾病的性质和治疗方案

(43~45 题共用题干)

患者，女性，52 岁。诊断为消化性溃疡 3 年。近日感上腹饱胀不适，疼痛于餐后加重，并有恶心、呕吐，大量呕吐后症状可以缓解，呕吐物含有发酵酸性宿食。

43. 此类患者可出现的典型体征为（　）。
A. 墨菲征阳性
B. 板状腹
C. 胃型及蠕动波
D. 蛙状腹
E. 移动性浊音阳性

44. 该患者最可能发生的并发症是（　）。
A. 幽门梗阻
B. 溃疡穿孔
C. 溃疡癌变
D. 肝性脑病
E. 上消化道大量出血

45. 护士对该患者采取的护理措施，正确的有（　）。
A. 禁食
B. 观察呕吐物的量、性质和气味
C. 限制液体的入量
D. 胃肠减压
E. 准确记录出入量

# 参考答案

## 一、单选题

| | | | | | | | | | |
|---|---|---|---|---|---|---|---|---|---|
| 1. E | 2. A | 3. E | 4. B | 5. B | 6. E | 7. A | 8. B | 9. C | 10. D |
| 11. E | 12. B | 13. A | 14. C | 15. D | 16. B | 17. A | 18. E | 19. B | 20. B |
| 21. E | 22. C | 23. A | 24. B | 25. A | 26. C | 27. B | 28. D | 29. E | 30. E |
| 31. A | 32. C | 33. D | 34. C | 35. E | | | | | |

## 二、多选题

| | | | | |
|---|---|---|---|---|
| 1. ACDE | 2. ABDE | 3. ABDE | 4. ABCE | 5. BCDE |
| 6. ACDE | 7. ABDE | 8. ABCD | 9. ABCE | 10. ABDE |
| 11. BCDE | 12. ABCE | 13. BCDE | 14. DE | 15. ABCD |
| 16. AE | 17. ACD | 18. ABE | 19. ACE | 20. ABC |

## 三、案例分析题

| | | | | |
|---|---|---|---|---|
| 1. A | 2. ABCDE | 3. ABCE | 4. D | 5. ABCDE |
| 6. A | 7. A | 8. D | 9. E | 10. A |
| 11. E | 12. C | 13. C | 14. D | 15. A |
| 16. D | 17. C | 18. A | 19. D | 20. A |
| 21. ABDE | 22. C | 23. ABCD | 24. E | 25. D |
| 26. A | 27. E | 28. A | 29. BD | 30. E |
| 31. A | 32. C | 33. B | 34. A | 35. C |
| 36. E | 37. B | 38. B | 39. A | 40. ABDE |
| 41. C | 42. BCDE | 43. C | 44. A | 45. ABDE |

# 高级卫生专业技术资格考试用书
# 内科护理学模拟试卷（二）

中国协和医科大学出版社
北　京

# 模拟试卷（二）

## 一、单选题（以下每道考题有5个备选答案，请选择1个最佳答案）

1. 评估慢性阻塞性肺疾病（COPD）严重程度的良好指标是（　）。
   A. 肺活量
   B. 功能残气量
   C. $FEV_1/FVC$
   D. $FEV_1\%$
   E. 用力肺活量

2. 下列最适用于慢性阻塞性肺气肿患者缓解期的措施是（　）。
   A. 应用止喘药
   B. 间断吸氧
   C. 使用支气管扩张剂
   D. 口服抗生素预防感染
   E. 增强体质和进行缩唇腹式呼吸

3. 对支气管哮喘急性发作患者进行血气分析，其中$PaCO_2$增高提示（　）。
   A. 病情好转
   B. 病情恶化
   C. 没有临床意义
   D. 出现心力衰竭
   E. 出现呼吸性碱中毒

4. 发生急性左心衰竭时，患者应采取的体位是（　）。
   A. 头高足低位
   B. 平卧位
   C. 坐位，两腿下垂
   D. 头低足高位
   E. 侧卧位

5. 为了准确测量患者的血压，应尽量做到四定，即（　）。
   A. 定时间、定部位、定血压计、定人员
   B. 定时间、定部位、定体位、定血压计
   C. 定时间、定体位、定部位、定听诊器
   D. 定时间、定体位、定部位、定袖带
   E. 定时间、定部位、定体位、定记录格式

6. 符合风湿性心脏病二尖瓣狭窄的典型体征的是（　）。
   A. 心房颤动
   B. 周围血管征
   C. 心尖区第一心音亢进
   D. 肺动脉瓣区第二心音亢进
   E. 心尖区舒张期隆隆样杂音

7. 慢性浅表性胃炎的最主要病因是（　）。
   A. 幽门螺杆菌感染
   B. 大肠杆菌感染
   C. 沙门杆菌感染
   D. 嗜盐菌感染
   E. 金黄色葡萄球菌感染

8. 上消化道大出血伴休克的首要护理措施是（　）。
   A. 安定情绪
   B. 迅速配血
   C. 去枕平卧
   D. 建立静脉输液途径
   E. 准备三腔二囊管

9. 急性胰腺炎腹痛呕吐消失后给予流质饮食，但不宜食用（　）。
   A. 米汤
   B. 蜂蜜

C. 果汁
D. 牛奶
E. 胡萝卜汁

10. 急性肾小球肾炎多发生于下列哪种细菌所致的上呼吸道感染之后（ ）。
A. β-溶血性链球菌
B. 肺炎链球菌
C. 金黄色葡萄球菌
D. 流感嗜血杆菌
E. 大肠杆菌

11. 急性肾小球肾炎最主要的临床表现是（ ）。
A. 蛋白尿、氮质血症、高血压
B. 血尿、少尿、高血压、氮质血症
C. 水肿、少尿、血尿、高血压
D. 水肿、少尿、蛋白尿、血尿
E. 水肿、少尿、高血压、蛋白尿

12. 各型慢性肾小球肾炎的肾功能损害均首先表现为（ ）。
A. 血尿素氮升高
B. 血肌酐升高
C. 酚红排泄率降低
D. 内生肌酐清除率降低
E. 肾脏 CT 异常

13. 鼓励肾盂肾炎患者多饮水的主要目的是（ ）。
A. 维持体液平衡
B. 促进细菌、毒素排出
C. 加速退热
D. 保持口腔清洁
E. 减少药物毒副作用

14. 慢性肾衰竭患者出现下列哪种表现提示病情危重（ ）。
A. 尿毒症性心包炎
B. 胃肠道表现
C. 代谢性酸中毒
D. 贫血
E. 高血压

15. 巨幼细胞贫血是由于缺乏（ ）所引起的大细胞性贫血。
A. 维生素 K
B. 铁
C. 维生素 A
D. 维生素 C
E. 叶酸和维生素 $B_{12}$

16. 贫血患者的护理评估，其伴随身心状况下列哪项除外（ ）。
A. 低热
B. 消化系统症状
C. 注意力不集中
D. 单位时间内心排出量减少
E. 呼吸困难

17. 甲状腺功能亢进症患者的药物护理措施中，错误的是（ ）。
A. 需长期用药，嘱患者不要任意变更药物剂量
B. 患者自觉身体不适可停药
C. WBC $< 3 \times 10^9/L$、粒细胞 $< 1.5 \times 10^9/L$ 时应停药
D. 警惕粒细胞缺乏，定期复查血象
E. 遵医嘱用药，并注意观察药物的疗效及其不良反应

18. 甲状腺功能亢进症患者具有特征性的神经系统症状是（ ）。
A. 注意力分散
B. 烦躁多虑
C. 兴奋性增高

D. 双手平伸时手指细颤
E. 神经过敏

19. 皮质醇增多症的并发症是（ ）。
A. 类固醇性糖尿病
B. 高钙血症
C. 高钾血症
D. 低胆固醇血症
E. 继发性贫血

20. 糖尿病患者常合并眼盲及肾衰竭是因为（ ）。
A. 大动脉病变
B. 大静脉病变
C. 微血管病变
D. 小静脉病变
E. 小动脉病变

21. 类风湿性关节炎缓解期最主要的护理措施是（ ）。
A. 控制感染
B. 指导关节功能锻炼
C. 病情观察
D. 饮食指导
E. 观察药物的作用和副作用

22. 关于类风湿性关节炎处理原则，不妥的是（ ）。
A. 给予消炎止痛
B. 理疗及功能锻炼
C. 急性期卧床休息
D. 抑制免疫反应
E. 大剂量抗生素治疗

23. 系统性红斑狼疮诊断中的标志性抗体为（ ）。
A. 双链 DNA 抗体
B. 抗核糖核蛋白抗体
C. 免疫荧光抗体
D. 抗 Sm 抗体
E. 双链 DNA 抗体

24. 系统性红斑狼疮药物治疗首选（ ）。
A. 布洛芬
B. 硫唑嘌呤
C. 青霉素
D. 环磷酰胺
E. 泼尼松

25. 对系统性红斑狼疮患者的健康教育，不妥的是（ ）。
A. 病情缓解者可允许怀孕
B. 需终身治疗
C. 避免皮肤直接阳光照射
D. 忌用可能诱发本病的药物
E. 定期复查血、尿常规，遵医嘱服药

26. 对诊断一氧化碳中毒最有帮助的是（ ）。
A. 血还原血红蛋白
B. 血碳氧血红蛋白
C. 血气分析
D. 血糖化血红蛋白
E. 血网织红细胞数

27. 不仅用于 HBV 感染的诊断，并可作为疗效监测指标的是（ ）。
A. HBsAg
B. 抗–HBe
C. 抗–HBs
D. 抗–HBc–IgG
E. HBV–DNA

28. 重症肌无力患者最先受累的肌肉是（ ）。
A. 咽喉肌
B. 呼吸肌

C. 面肌
D. 眼外肌
E. 咀嚼肌

29. 患者，女性，28岁。1型糖尿病，因感冒食量减少而中断胰岛素治疗3天，突发昏迷，Kussmaul呼吸，皮肤弹性差，脉细数，血压下降，尿量减少，血糖33.3mmol/L，血尿素氮、肌酐偏高，WBC $15\times10^9$/L，中性粒细胞86%，尿糖、尿酮体强阳性。诊断考虑（　）。
A. 糖尿病肾病尿毒症昏迷
B. 高渗性非酮症糖尿病昏迷
C. 乳酸性酸中毒
D. 感染性休克
E. 糖尿病酮症酸中毒昏迷

30. 患者，女性，55岁。发热2天，T 39℃，予吲哚美辛（消炎痛）栓塞肛降温，1周后出现乏力、恶心、呕吐，BP 160/98mmHg，尿RBC 3~5个/高倍视野，入院首日尿量约600ml。针对该患者护理措施正确的是（　）。
A. 鼓励患者多饮水以协助降低体温
B. 每日记录患者出入量，测量患者体重
C. 每日液体入量为饮食、饮水液量总和
D. 鼓励患者多运动以增强体质
E. 鼓励患者食用含饱和脂肪酸高的食物

31. 患者，女性，32岁。颈部增粗，思想负担重。查：甲状腺Ⅲ度肿大，质地较软，无结节，促甲状腺激素（TSH）及甲状腺功能正常。诊断为单纯性甲状腺肿收入院。下列护理诊断正确的是（　）。
A. 身体形象紊乱
B. 营养失调
C. 有感染的危险
D. 体液过多
E. 活动无耐力

32. 患者，女性，42岁。患甲状腺功能亢进症，易激动，烦躁易怒，多虑。此时最主要的护理措施是（　）。
A. 对症护理
B. 心理护理
C. 加强饮食护理
D. 突眼护理
E. 密切观察病情

33. 患儿，男，10岁。因流行性脑脊髓膜炎入院。患儿突然出现昏迷、潮式呼吸、一侧瞳孔扩大，应立刻（　）。
A. 气管插管
B. 静脉滴注呋塞米
C. 静脉滴注地塞米松
D. 静脉滴注20%甘露醇
E. 使用人工呼吸机

34. 患者，女性，35岁。在烈日下暴晒后面部出现蝶形红斑，全身多关节肿胀疼痛，伴有头晕、乏力、食欲不振。此患者最可能的诊断是（　）。
A. 坏死性血管炎
B. 反应性关节炎
C. 类风湿性关节炎
D. 系统性红斑狼疮
E. 干燥综合征

35. 患者，女性，诊断为慢性粒细胞白血病，联合化疗过程中发现血尿。应停用的药物是（　）。
A. 环磷酰胺
B. 长春新碱
C. 泼尼松
D. 多柔比星（阿霉素）
E. 甲氨蝶呤

## 二、多选题（以下每道考题有5个备选答案，每题至少有2个正确答案）

1. 关于急性呼吸窘迫综合征（ARDS）说法，正确的有（　）。
   A. 一般氧疗可以纠正缺氧
   B. 一般起病急
   C. 病情进展快
   D. 进行性呼吸困难
   E. 正位胸片可见双侧肺浸润

2. 呼吸衰竭的发病机制包括（　）。
   A. 肺泡通气过度
   B. 肺泡通气不足
   C. 弥散障碍
   D. 氧耗量增加
   E. 通气/血流比例失调

3. 对支气管肺癌患者的护理措施，正确的有（　）。
   A. 分散患者注意力
   B. 给予心理支持
   C. 采用局部冷敷等物理治疗
   D. 调整舒适的体位
   E. 应用常规镇痛药，如阿司匹林

4. 心力衰竭患者应用洋地黄类药物有关护理正确的是（　）。
   A. 可与奎尼丁、维拉帕米合用
   B. 观察毒性反应
   C. 给药因个体差异随时调整
   D. 定期测血中地高辛浓度
   E. 给药时应观察患者有无恶心、呕吐、乏力、色视等

5. 关于心绞痛发病诱因，描述正确的是（　）。
   A. 饱餐时
   B. 天气炎热时
   C. 心动过速时
   D. 体力劳动时
   E. 情绪激动时

6. 心脏病患者出现端坐呼吸时，下列护理措施正确的有（　）。
   A. 持续低流量吸氧
   B. 加强生命护理，减少体力活动
   C. 密切观察生命体征、呼吸困难和发绀的程度
   D. 保持情绪稳定，降低交感神经兴奋性
   E. 侧卧位，减轻心脏负担

7. 引起肝硬化的病因包括（　）。
   A. 甲型肝炎
   B. 胆汁淤积
   C. 营养障碍
   D. 血吸虫病
   E. 酒精中毒

8. 关于胃镜检查术后患者饮食护理的描述，正确的有（　）。
   A. 术后2小时即可进食温流食
   B. 术后患者如无不适即可进食温流食
   C. 术后第一餐一般不给予普食
   D. 术后30~60分钟咽喉部无麻木感即可饮少量水
   E. 术后如无特殊变化，第二餐可恢复正常饮食

9. 急性胃炎的治疗原则包括（　）。
   A. 如有恶性贫血可注射维生素$B_{12}$纠正贫血
   B. 积极治疗原发病
   C. 呕吐明显，不能进食者需静脉补充液体及营养，补充电解质

D. 出现消化道大出血应及时处理
E. 停用损伤胃黏膜的药物，服用抑酸或抗酸药物

10. 原发性肾病综合征应用泼尼松治疗原则，正确的有（ ）。
A. 减药慢稳
B. 始量要足
C. 无效时改用泼尼松龙
D. 应用抗生素预防感染
E. 维持用药半年至 1 年或更长

11. 关于糖尿病酮症酸中毒的描述，错误的是（ ）。
A. 尿糖阳性，尿酮阴性
B. 皮肤潮湿多汗，呼吸正常
C. 起病急，有饥饿感、多汗、心悸、手抖等交感神经兴奋的表现
D. 多发于老年，常无糖尿病病史，常有感染、呕吐、腹泻等病史
E. 脉搏细速，血压下降

12. 系统性红斑狼疮的皮肤损害包括（ ）。
A. 血管炎性皮损
B. 对称性眼睑眼眶周围紫红色斑疹
C. 盘状红斑
D. 手指末和甲周红斑
E. 蝶形红斑

13. 下列属于轻度有机磷中毒的表现的是（ ）。
A. 肺水肿
B. 瞳孔缩小
C. 出汗
D. 无力
E. 呼气有蒜臭味

14. 癫痫大发作时的护理措施，正确的有（ ）。
A. 不可喂水
B. 不能强力按压肢体
C. 使患者躺下，侧卧位
D. 松解领口、腰带
E. 牙垫塞入上、下门牙之间

15. 下列关于脑血管造影术后护理及观察要点的描述，正确的是（ ）。
A. 定时测量血压和脉搏
B. 观察穿刺部位有无渗血或血肿
C. 股动脉穿刺者观察足背动脉的搏动情况
D. 术后 24 小时内多饮水，以促进造影剂排泄
E. 股动脉穿刺点应用沙袋压迫止血 2~4 小时

16. 下列关于短暂性脑缺血发作（TIA）的描述，正确的是（ ）。
A. 可突然跌倒
B. 可能有眩晕发作
C. 发病突然
D. 遗留后遗症
E. 持续时间短暂

17. 下列关于艾滋病患者的护理措施，不妥的是（ ）。
A. 不能进食者补充液体、电解质等
B. 给予高热量、高维生素、低蛋白饮食
C. 对无症状的病毒携带者，应嘱其每 2 个月做 1 次检查
D. 长期卧床患者应重点预防肌肉萎缩
E. 对服用齐多夫定（AZT）治疗的患者，应定期检查肝功能

18. 下列哪些是中毒性细菌性痢疾患者血容量补足的表现（ ）。
A. 肢端温暖

B. 收缩压在8kPa（60mmHg）以上
C. 神志清
D. 尿量>30ml/h
E. 口唇红润

19. 急性一氧化碳中毒与急性脑血管疾病的鉴别要点有（　）。
A. 既往史
B. 是否存在神经系统体征
C. 是否有意识障碍
D. 血液碳氧血红蛋白浓度
E. 一氧化碳接触史

20. 皮质醇增多症患者用药后常见毒副作用是（　）。
A. 头晕
B. 头痛
C. 水肿
D. 尿频
E. 满月脸

## 三、案例分析题（每个案例至少有3个提问，每个提问有多个备选答案，其中正确答案有1个或几个）

（1~5题共用题干）

患者，男性，50岁。既往高血压病史10年，血脂高5年，冠心病心绞痛3年。半个月来频繁发作心前区不适，休息或含服硝酸甘油效果欠佳，轻微咳嗽，吐少量白痰。1天前与家人争吵后胸痛持续40分钟不缓解，伴大汗，服用硝酸甘油无效，送急诊。

1. 最可能的诊断（　）。
A. 急性心肌梗死
B. 全心衰竭
C. 急性支气管炎
D. 急性左心衰竭
E. 心绞痛

2. 急诊护士对患者评估后，认为首优护理诊断是（　）。
A. 疼痛
B. 有感染的危险
C. 体液不足
D. 活动无耐力
E. 气体交换受损

3. 责任护士通过病史护理评估后，提示患者可能的重要病情变化是（　）。
A. 高血压性心脏病
B. 伴气管炎
C. 顽固性心绞痛
D. 长期用硝酸甘油可能产生耐药
E. 急性心肌梗死

4. 急诊护士给予患者的处理，错误的是（　）。
A. 立即平卧
B. 测血压、脉搏，做心电图
C. 开放静脉
D. 准备气管插管物品
E. 吸氧

5. 急性心肌梗死恢复期患者的健康教育包括（　）。
A. 坚持长跑及耐寒锻炼
B. 按时服药，定期门诊复查
C. 生活作息规律，保持情绪稳定
D. 低热量、低脂，维持正常体重，少量多餐
E. 防治危险因素，治疗高血压、高血脂、糖尿病，戒烟，限酒

（6~11题共用题干）

患者女性，头昏、乏力、面色苍白1年

余。体检除贫血貌外无特殊发现。血常规示 Hb 75g/L，RBC $2.5\times10^{12}$/L，WBC $4.0\times10^{9}$/L，PLT $120\times10^{9}$/L，网织红细胞 0.06，肝肾功能正常，血清铁降低，询问病史，患者有月经过多，初步诊断为缺铁性贫血。

6. 该病最常见的原因是（　）。
   A. 慢性失血
   B. 铁摄入量不足
   C. 铁的吸收不良
   D. 长期接触 X 线
   E. 铁的需要量增加

7. 下列哪项不支持该疾病的诊断（　）。
   A. 血象呈小细胞、低色素性贫血
   B. 骨髓缺乏可染铁
   C. 血清铁蛋白降低
   D. 血清总铁结合力下降
   E. 骨髓红系增生为主，以中晚幼红细胞增生为主，粒系、巨核细胞系增生正常

8. 该患者外周血红细胞形态主要为（　）。
   A. 球形红细胞
   B. 小红细胞低血红蛋白
   C. 巨红细胞
   D. 点彩红细胞
   E. 正常红细胞正常血红蛋白

9. 患者治疗时最重要的治疗原则是（　）。
   A. 病因治疗
   B. 输血
   C. 补充营养
   D. 铁剂治疗
   E. 中医治疗

10. 目前该患者存在的主要护理问题是（　）。
   A. 活动无耐力
   B. 自理缺陷
   C. 气体交换受损
   D. 睡眠型态紊乱
   E. 潜在并发症：脑出血

11. 护士在指导患者用药时应采用哪种方法服药（　）。
   A. 三餐饭后服药
   B. 三餐饭前服药
   C. 一天任何时间均可
   D. 每隔 6 个小时服药 1 次
   E. 早晨 10 点、午后 3 点及睡前服药

（12~16 题共用题干）

患者，女性，30 岁。近期因与家人争吵而情绪低落，家属在卧室发现患者时，其表现为恶心、呕吐、腹痛、流涎、口鼻大量分泌物伴呼吸困难等症状。由急诊入院治疗，体格检查发现呼吸有浓烈蒜味，双侧瞳孔缩小。

12. 该患者最可能的诊断是（　）。
   A. 煤气中毒
   B. 氯化物中毒
   C. 有机磷中毒
   D. 阿托品中毒
   E. 地西泮类药物过量中毒

13. 若该患者发生了昏迷，则此时清除胃内未吸收毒物的首选措施是（　）。
   A. 洗胃
   B. 催吐
   C. 导泻
   D. 静脉给予氯解磷定
   E. 静脉给予阿托品

14. 护士在洗胃时忌用（　）。
   A. 清水
   B. 1∶5000 高锰酸钾溶液
   C. 2% 碳酸氢钠溶液
   D. 生理盐水

E. 温开水

15. 中毒患者洗胃时的体位宜取（　）。
A. 左侧位
B. 右侧位
C. 平躺位
D. 头高足低位
E. 头低位

16. 为判断患者中毒严重程度，需关注的检查项目是（　）。
A. 肝功能
B. 全血胆碱酯酶的活力
C. 肝功能
D. 尿中三氯乙醇的含量
E. 呕吐物中有机磷的含量

（17～21 题共用题干）

患者，女性，20 岁。1 型糖尿病病史多年，因感冒，T 39℃、食欲减退、恶心、呕吐及腹痛而入院。

17. 护理体检发现患者呈嗜睡状态，呼吸加深加快，皮肤干燥，考虑并发（　）。
A. 急性肠炎
B. 急性脑炎
C. 低血糖
D. 酮症酸中毒
E. 急性胃炎

18. 护士为患者留取血、尿标本，其中最不可能出现的结果是（　）。
A. 胰岛素释放偏高
B. C 肽释放减少
C. 空腹尿糖阳性
D. 餐后尿糖阳性
E. 餐后 2 小时血糖高于正常

19. 此时抢救的最关键措施应包括（　）。
A. 补液
B. 小剂量持续静脉滴注胰岛素
C. 纠正电解质及酸碱平衡失调
D. 留取 24 小时尿，监测微量白蛋白水平
E. 积极控制感染

20. 患者经积极救治清醒，血糖逐渐下降，尿量逐渐增加。此时应尤其注意监测（　）。
A. 血 pH
B. 血钠水平
C. 血钾水平
D. 血氯水平
E. 血氧分压

21. 该患者病情逐渐平稳，改为皮下胰岛素注射治疗。患者主诉近半年来经常感到双足趾针扎样刺痛，足部有穿着袜子的异常感觉。根据患者的病史，应考虑患者出现了哪种并发症（　）。
A. 糖尿病肾病
B. 低血糖
C. 下肢动脉粥样硬化
D. 周围神经病变
E. 自主神经功能紊乱

（22～27 题共用题干）

患者，女性，50 岁。2 年前中上腹间歇性隐痛，常于饭前或饭后 4 ～ 5 小时发生，偶尔睡眠时发生，进食后疼痛可好转，当地诊所诊断为胃炎，服药后缓解。3 天前上腹疼痛加剧，服阿托品无效，进食后不缓解，昨日解柏油样便 3 次，每次约 150g，故来院诊治。体检：口唇无发绀，两肺（－）；心律齐，无病理性杂音。腹软，中上腹有轻度压痛，肝、脾未及，移动性浊音（－）。WBC $5.0\times10^9$/L，Hb 100g/L。尿常规（－），大便隐血（+++）。

22. 该患者可能的诊断是（　）。
A. 急性胃炎
B. 胃癌
C. 上消化道出血
D. 急性胰腺炎
E. 溃疡性结肠炎

23. 符合该病表现的是（　）。
A. 嗳气、反酸
B. 周期性上腹痛
C. 呕血及黑便
D. 血清促胃液素降低
E. 血清壁细胞抗体阳性

24. 黑便提示出血量为（　）。
A. 5~10ml
B. 10~30ml
C. 50~100ml
D. 100~150ml
E. 250~300ml

25. 该患者最佳的治疗措施是（　）。
A. 加强锻炼
B. 少量多餐
C. 促进胃肠蠕动
D. 抗菌及保护胃黏膜
E. 抑制胃酸分泌

26. 该患者的饮食护理，正确的有（　）。
A. 大便隐血试验持续阳性，应暂时禁食
B. 严重呕血者要暂时禁食 8~24 小时
C. 一般溃疡出血可进牛奶等流质食物
D. 溃疡伴小量出血一般不需禁食
E. 食管静脉曲张破裂出血要禁食

27. 责任护士给患者的健康指导包括（　）。
A. 帮助患者戒烟、戒酒
B. 介绍常用药物的使用方法
C. 禁食山楂等酸性食物
D. 嘱患者定期进行门诊复查
E. 教育患者养成良好的饮食习惯

（28~33 题共用题干）

患者，男性，50 岁。患高血压 5 年，间断服用降压药物，BP 160/100 ~ 140/90mmHg，患者未予重视，头晕、头痛明显时服药，症状消失停药，15 年吸烟史，身体肥胖。近 3 天工作劳累，1 天来头痛、头晕加剧，恶心但未吐，BP 200/120mmHg，家人送入院，诊断为原发性高血压，治疗 5 天症状消失，BP 140/90mmHg。

28. 下列不属于原发性高血压病因的是（　）。
A. 饮酒
B. 肥胖
C. 遗传
D. 长期噪声环境
E. 高钾饮食

29. 原发性高血压病的主要病理生理是（　）。
A. 肾素分泌过多
B. 心排出量升高
C. 交感神经兴奋性增加
D. 周围血管阻力增加
E. 血管内皮细胞分泌的内皮素过多

30. 下列因素中，不参与原发性高血压发病机制的是（　）。
A. 自身免疫缺陷
B. 胰岛素抵抗
C. 精神长期过度紧张
D. 肾素-血管紧张素系统
E. 血管内皮功能异常

31. 该患者目前的主要护理诊断是（　）。
A. 知识缺乏

B. 疼痛
C. 活动无耐力
D. 潜在并发症：脑血管意外
E. 有受伤的危险

32. 责任护士向患者讲述服用降压药物的注意事项，正确的有（　）。
A. 降压药需长期服用，不可停药
B. 服药期间出现头晕应立即平卧
C. 应遵医嘱用药，不可自行增减
D. 使用两种或以上药物即联合用药可增加疗效，减少副作用
E. 服药期间可以不采用非药物治疗

33. 患者出院前护士做健康教育，正确的有（　）。
A. 可用热水洗澡有助于扩张血管
B. 坚持遵医嘱服药，不可随意停药
C. 进行运动，运动量适中，心理平衡
D. 低盐、低脂、低热量饮食，以减轻体重
E. 学会观察血压变化，定期测血压，有变化及时就诊

（34~36 题共用题干）

患者，男性，55 岁。近半年来常于劳累后感疲乏，伴劳力性呼吸困难和发作性心前区闷痛，休息后稍好转。外院诊断为"心律失常第二度Ⅱ型房室传导阻滞"，治疗情况不详。半天前，患者在工作时突然发生晕厥，伴抽搐；查体：HR 30 次/分，BP 85/55mmHg。急诊以"晕厥待查"收入院。

34. 第二度Ⅱ型房室传导阻滞心电图的特点是（　）。
A. P–R 间期逐渐延长，直至 QRS 波群脱落
B. P–R 间期固定且延长，有间断性的 QRS 波群脱落
C. P–R 间期大于 0.02 秒，无 QRS 波群脱落
D. P–R 间期固定，可正常亦可延长，有间断性的 QRS 波群脱落
E. P–R 间期固定且正常，有间断性的 QRS 波群脱落

35. 对该患者的病情观察项目中，必要的有（　）。
A. 全身皮肤黏膜的完整性
B. 乏力、胸闷有无好转
C. 神志变化
D. 心律和心率的变化
E. 生命体征

36. 对于该患者的治疗，应尽早给予（　）。
A. 持续低流量吸氧
B. 阿托品静脉注射
C. 高流量吸氧
D. 异丙肾上腺素静脉注射
E. 人工心脏起搏器治疗

（37~41 题共用题干）

患者，男性，45 岁。有胃溃疡史 8 年，因突发腹痛 3 小时来急诊。

37. 护士采集病史时应特别注意询问（　）。
A. 近期胃镜检查情况
B. 近期饮酒情况
C. 近期食欲与睡眠情况
D. 腹痛部位、性质和伴随症状
E. 胃溃疡病史

38. 对确诊有价值的辅助检查是（　）。
A. X 线
B. 腹部 CT
C. 腹部 MRI
D. 淀粉酶测定
E. 腹腔灌洗

39. 在没有明确诊断前，应采取的护理措施

是（　）。

A. 适当镇痛
B. 胃肠减压
C. 流质饮食
D. 适当解痉
E. 腹部热敷

40. 若患者行胃大部切除术，手术后当日应采取的护理措施是（　）。

A. 流质饮食
B. 胃肠外营养
C. 应用抗生素
D. 下床活动
E. 高半卧位

41. 若患者行胃大部切除术，术后第4天进食后出现右上腹剧痛、压痛和腹肌紧张等症状，最可能的原因是（　）。

A. 残胃蠕动无力
B. 吻合口梗阻
C. 急性胃扩张
D. 切口裂开
E. 胃肠吻合口瘘

（42~45题共用题干）

患者，女性，35岁。头晕、心悸、齿龈出血、月经量过多半年余，曾服止血药治疗未愈。近1周因呼吸道感染伴发热、齿龈出血加重来门诊检查，诊断为再生障碍性贫血。

42. 再生障碍性贫血患者不可能出现的护理问题是（　）。

A. 自发性出血
B. 体液过多
C. 恐惧
D. 潜在的感染
E. 活动无耐力

43. 患者入院后接受进一步的血象、骨髓象检查，下列描述正确的是（　）。

A. 血小板减少
B. 网织红细胞低于正常
C. 骨髓增生低下
D. 粒细胞减少
E. 小细胞低色素性贫血

44. 1周后，该患者活动时突然出现头痛、呕吐、视物模糊、意识障碍，下列护理措施正确的有（　）。

A. 吸氧
B. 头部略低，保证脑部供氧
C. 平卧位
D. 迅速开放静脉
E. 头戴冰帽

45. 该患者经雄激素治疗后，首先升高的是（　）。

A. 网织红细胞数
B. 红细胞数
C. 白细胞数
D. 血小板计数
E. 血清铁蛋白量

# 参考答案

## 一、单选题

| | | | | | | | | | |
|---|---|---|---|---|---|---|---|---|---|
| 1. D | 2. E | 3. B | 4. C | 5. B | 6. E | 7. A | 8. D | 9. D | 10. A |
| 11. C | 12. D | 13. B | 14. A | 15. E | 16. A | 17. B | 18. D | 19. A | 20. C |
| 21. B | 22. E | 23. D | 24. E | 25. A | 26. B | 27. E | 28. D | 29. E | 30. B |
| 31. A | 32. B | 33. D | 34. D | 35. A | | | | | |

## 二、多选题

| | | | | |
|---|---|---|---|---|
| 1. BCDE | 2. BCDE | 3. ABCD | 4. BCDE | 5. ACDE |
| 6. ABCD | 7. BCDE | 8. ACDE | 9. BCDE | 10. ABCE |
| 11. ABCD | 12. ACDE | 13. BCDE | 14. ABCD | 15. ABCD |
| 16. ABCE | 17. BCDE | 18. ACDE | 19. ABDE | 20. BCDE |

## 三、案例分析题

| | | | | |
|---|---|---|---|---|
| 1. A | 2. A | 3. E | 4. D | 5. BCDE |
| 6. A | 7. D | 8. B | 9. A | 10. A |
| 11. A | 12. C | 13. A | 14. C | 15. A |
| 16. B | 17. D | 18. A | 19. ABCE | 20. C |
| 21. D | 22. C | 23. C | 24. C | 25. D |
| 26. BCDE | 27. ABDE | 28. E | 29. D | 30. A |
| 31. A | 32. ABCD | 33. BCDE | 34. D | 35. BCDE |
| 36. E | 37. D | 38. A | 39. B | 40. C |
| 41. E | 42. B | 43. ABCD | 44. ACDE | 45. A |

# 高级卫生专业技术资格考试用书
# 内科护理学模拟试卷（三）

中国协和医科大学出版社
北　京

# 模拟试卷（三）

## 一、单选题（以下每道考题有5个备选答案，请选择1个最佳答案）

1. 慢性支气管炎急性发作的最常见原因是（　）。
   A. 吸烟
   B. 大气污染
   C. 过敏
   D. 气温下降
   E. 感染

2. 肺炎链球菌肺炎患者的热型是（　）。
   A. 弛张热
   B. 间歇热
   C. 回归热
   D. 稽留热
   E. 波状热

3. 对肺结核患者的健康指导，最重要的是（　）。
   A. 加强营养，保证身心休息
   B. 尽可能与家人分室或分床就寝
   C. 按医嘱规则服药，坚持疗程
   D. 保持乐观情绪和治疗信心
   E. 定期复查，根据病情调整治疗方案

4. 心源性水肿的特点是（　）。
   A. 脚、眼睑水肿明显
   B. 面部水肿明显
   C. 腰背部水肿明显
   D. 踝部水肿明显
   E. 腹部水肿明显

5. 急性心力衰竭最严重的临床表现为（　）。
   A. 极度烦躁不安
   B. 心尖区可闻及奔马律
   C. 急性肺水肿
   D. 两肺满布湿啰音
   E. 咳大量粉红色泡沫痰

6. 三尖瓣狭窄护理体检最重要的体征是（　）。
   A. 肺动脉瓣区第二心音亢进
   B. 二尖瓣面容
   C. 心尖第一心音亢进及二尖瓣开放拍击音
   D. 肺动脉瓣区第二心音分裂
   E. 心尖区舒张期隆隆样杂音

7. 首选冠状动脉造影术的是（　）。
   A. 频发心绞痛
   B. 高血压危象
   C. 三度房室传导阻滞
   D. 频发房性期前收缩
   E. 阵发性室上性心动过速

8. 治疗心室颤动，下述措施中最有效的是（　）。
   A. 心脏按压
   B. 奎尼丁
   C. 静脉注射利多卡因
   D. 非同步电击复律
   E. 心腔内注射肾上腺素

9. 原发性肝癌肝外血行转移最常见的部位是（　）。
   A. 骨骼
   B. 肾
   C. 肺

D. 脑
E. 肾上腺

10. 上消化道大量出血病因诊断的首选方法是（ ）。
A. 急诊内镜检查
B. 腹腔动脉造影
C. 放射性核素扫描
D. 腹部 CT
E. X 线钡剂造影检查

11. 肠结核的发病部位多位于（ ）。
A. 空肠
B. 回盲部
C. 降结肠
D. 横结肠
E. 升结肠

12. 肝癌结节破裂出血可引起（ ）。
A. 食欲减退
B. 高热不退
C. 呕血不止
D. 腹部剧痛
E. 间歇性隐痛

13. 急性肾炎患者饮食原则为（ ）。
A. 限制蛋白质
B. 高糖、高钾
C. 低盐、低蛋白
D. 高钙、低磷
E. 低盐、高维生素

14. 护理少尿与无尿患者，最重要的措施是（ ）。
A. 预防感染
B. 卧床休息
C. 限制蛋白质的摄入
D. 严格控制水、钾摄入
E. 保证饮食总热量

15. 急性肾盂肾炎正确的治疗措施是（ ）。
A. 口服复方磺胺甲基异噁唑 7 天
B. 口服环丙沙星 3 天
C. 联合应用两种以上抗生素进行治疗
D. 应用中药治疗
E. 根据细菌药物敏感试验选用有效的抗生素治疗 2 周

16. 骨髓移植患者术后护理中最重要的是（ ）。
A. 预防贫血
B. 预防和控制感染
C. 心理护理
D. 防止出血
E. 用药的观察

17. 过敏性紫癜最常见的类型是（ ）。
A. 腹型
B. 关节型
C. 紫癜型
D. 混合型
E. 肾型

18. 皮质醇增多症脂肪代谢障碍可出现的特征性体征是（ ）。
A. 向心性肥胖
B. 脊椎变形
C. 痤疮多毛
D. 轻度水肿
E. 皮肤菲薄形成紫纹

19. 对于甲状腺危象的治疗，不正确的是（ ）。
A. 防治感染
B. 地塞米松静滴
C. 纠正水、电解质失衡，物理降温
D. 利血平或普萘洛尔（心得安）
E. 口服复方碘或静滴碘化钠，停用抗甲状腺药

20. 护士夜间巡视病房，发现糖尿病患者面色苍白、出冷汗、脉速而弱，初步诊断是（　）。
A. 败血症
B. 低血糖反应
C. 糖尿病性心脏病
D. 高渗性昏迷先兆
E. 酮症酸中毒

21. 关于系统性红斑狼疮的叙述，正确的是（　）。
A. 紫外线可改善皮肤症状
B. 患者可多食用芹菜、香菜、无花果
C. 妊娠期病情可好转
D. 盘状红斑狼疮可发展为系统性红斑狼疮
E. 皮肤损害仅有蝶形红斑与盘状红斑

22. 系统性红斑狼疮患者应用糖皮质激素时，下列说法错误的是（　）。
A. 用药剂量应逐渐加大
B. 通常采用泼尼松
C. 病情好转后缓慢逐渐减量
D. 每日或隔日顿服
E. 维持用药时间较长

23. 系统性红斑狼疮患者应避免的食物是（　）。
A. 花生
B. 胡萝卜
C. 蘑菇
D. 绿豆
E. 青菜

24. 系统性红斑狼疮具有诊断价值的免疫学检查是（　）。
A. 抗核抗体
B. 抗 Sm 抗体
C. 狼疮细胞
D. 蛋白质及补体
E. 抗双链 DNA 抗体

25. 患者，男性，55 岁。昨晚饮白酒 500ml 后出现呕血来院急诊。既往无溃疡、肝病史。查体：BP 100/60mmHg，P 95 次/分，肝、脾未触及。患者出血的原因最可能是（　）。
A. 消化性溃疡出血
B. 应激性溃疡
C. 急性胃黏膜损伤
D. 食管-胃底静脉曲张破裂出血
E. 反流性食管炎出血

26. 系统性红斑狼疮患者出现何种表现提示病情危重、预后不良（　）。
A. 中枢神经损害
B. 肺部感染
C. 心包炎
D. 急腹症
E. 胸膜炎

27. 有机磷农药的毒理作用是（　）。
A. 抑制呼吸中枢
B. 直接作用于呼吸中枢
C. 使乙酰胆碱在体内分解
D. 抑制胆碱酯酶活性
E. 增加胆碱酯酶活性

28. 甲型病毒性肝炎的潜伏期为（　）。
A. 5~15 天
B. 15~45 天
C. 10~25 天
D. 25~35 天
E. 1. 5~3 个月

29. 下列乙肝病毒标志物检查结果中，提示病毒复制活跃的是（　）。
A. HBsAg（+），HBeAg（-），抗-HBe（+）
B. 抗-HBc（+）
C. HBsAg（+），HBeAg（-），抗-HBc（+）
D. 抗-HBs（+）
E. HBsAg（+），HBeAg（+）

30. 临床上最常见的癫痫患者的发作类型是（　）。
A. 单纯失神发作
B. 强直-阵挛发作
C. 癫痫持续状态
D. 复杂部分性发作
E. 简单部分性发作

31. 患者，女性，49 岁。因煤气中毒入院。查体：深昏迷，呼吸困难，面色苍白，四肢厥冷，BP 80/50mmHg，血 HbCO 60%。急性一氧化碳中毒的程度为（　）。
A. 迟发性脑病
B. 中间综合征
C. 轻度中毒
D. 中度中毒
E. 重度中毒

32. 患者，女性，32 岁。4 天前出现发热，伴乏力、食欲减退、尿黄而入院。查体：皮肤、巩膜轻度黄染，肝功能异常，诊断为急性黄疸型肝炎。此时该患者最恰当的饮食措施是（　）。
A. 清淡、易消化饮食
B. 高蛋白、低脂饮食
C. 高碳水化合物、高维生素饮食
D. 高热量、低脂饮食
E. 高蛋白、高碳水化合物饮食

33. 患者，男性，35 岁。因癫痫收治入院，今日早晨洗漱回病房途中突然倒地，意识丧失，四肢抽搐。此时首要的处理措施是（　）。
A. 脑电图检查
B. 向医生汇报，尽快用药
C. 回治疗室拿电筒观察瞳孔变化
D. 保持呼吸道通畅，防止窒息
E. 立即与家属将患者抬到床上，以防受伤

34. 某 1 型糖尿病酮症酸中毒患者，入院时神志清楚，血压正常，呼吸稍快而深大，皮肤干燥，尿少。此时除注射胰岛素外，首先应静脉补充（　）。
A. 10% 葡萄糖液
B. 等渗氯化钠溶液
C. 5% 葡萄糖氯化钠溶液
D. 5% 碳酸氢钠溶液
E. 低渗氯化钠溶液

35. 患者，女性，53 岁。5 天前因胃胀，服用朱砂莲等中药治疗，于 3 天前突感恶心、呕吐，经门诊查尿蛋白（++++），Glu（+++），隐血弱阳性。血 BUN 16.62mmol/L，SCr 406.6μmol/L，肾穿病理示急性肾小管坏死，诊断为急性肾衰竭。考虑病因应该是（　）。
A. 中药朱砂莲导致急性肾小管坏死引起急性肾衰竭
B. 药物过敏引起急性肾间质病变
C. 肾病综合征
D. 急性肾小球肾炎
E. 胃肠道丢失体液（恶心、呕吐）导致血容量不足

## 二、多选题（以下每道考题有5个备选答案，每题至少有2个正确答案）

1. 下列关于肺脓肿的护理措施，正确的是（ ）。
A. 提供高热量饮食
B. 指导患者有效咳嗽
C. 抬高床头进行体位引流
D. 遵医嘱给予青霉素静滴
E. 胸痛明显时患者宜采取患侧卧位

2. 对肺源性呼吸困难描述，正确的有（ ）。
A. 会导致缺氧和/或二氧化碳潴留
B. 可有“三凹征”的表现
C. 临床可分为3种类型
D. 可伴有呼吸频率和节律的异常，呼吸深度正常
E. 可以引起肺通气和/或肺换气功能障碍

3. 护士对心肌梗死后患者活动的指导，正确的有（ ）。
A. 病后前3天绝对卧床休息，可进行腹式呼吸、擦脸、关节被动运动等活动
B. 若运动时心率增加超过10次/分，则应退回到前一运动水平
C. 病后第2周可坐于椅子上就餐、洗漱，于病室内行走，于室外走廊散步等
D. 病后第4天起可进行关节主动运动，坐位洗漱、进餐，床上静坐，床边使用坐便器
E. 病后第3周可在他人帮助下洗澡、上厕所，试着上下一层楼梯

4. 对肝性脑病患者饮食护理，不妥的是（ ）。
A. 病情好转后主要选择动物蛋白
B. 每天总热量以脂肪为主
C. 饮食中应控制维生素C的摄入
D. 每天饮水量应大于2000ml
E. 血氨偏高者限制蛋白质摄入

5. 下列关于急性肾小球肾炎的临床表现，叙述正确的是（ ）。
A. 约80%的患者出现严重的高血压
B. 本病好发于儿童，男性多于女性
C. 80%以上的患者可出现水肿
D. 肾功能于利尿后数日恢复正常，极少数出现急性肾衰竭
E. 血尿常为患者起病的首发症状和就诊的原因

6. 对急性肾盂肾炎患者的护理措施，不妥的是（ ）。
A. 高生物效价低蛋白饮食
B. 导尿留取尿培养标本
C. 鼓励多饮水
D. 肾区疼痛时可适当散步以缓解疼痛
E. 安置于光线较暗的病室

7. 急性肾小球肾炎的饮食护理原则，正确的是（ ）。
A. 鼓励食用富含钾食品
B. 指导患者低蛋白饮食
C. 饮食清淡，不食刺激性食物
D. 每日水总摄入量 = 前一日尿量 + 不显性失水量
E. 控制水、盐摄入量：水肿及高血压者低盐饮食

8. 关于骨髓穿刺术的护理，正确的是（ ）。
A. 血友病、局部皮肤感染者禁忌
B. 拔针后局部加压，血小板减少者至少按压3~5分钟

C. 操作过程中密切观察患者的面色、呼吸、脉搏、血压，告诉患者勿动，以防穿刺针折断
D. 嘱患者术后当天不要沐浴，保持局部干燥，避免感染
E. 穿刺部位为髂前上棘时，患者宜取侧卧位

9. 甲状腺功能亢进症引起的单纯性突眼征表现有（　）。
A. 辐辏不良
B. 视力下降，视近物不清
C. 往上看前额皮肤不能皱起
D. 目光炯炯，瞬目减少
E. 眼睑肌收缩，眼裂增宽

10. 在下列指导浸润性突眼患者减轻眼部症状的方法中，正确的是（　）。
A. 给予高枕卧位
B. 限制钠盐的摄入
C. 每日做眼球向上运动，锻炼眼肌
D. 甲基纤维素滴眼
E. 0.5% 氢化可的松溶液滴眼

11. 关于类风湿性关节炎的叙述，正确的有（　）。
A. 免疫抑制剂可控制发展
B. 一种炎症性自身免疫疾病
C. 非类固醇药物可改善症状
D. 糖皮质激素类可达根治目的
E. 特征为对称性腕、掌指及近端指骨间关节病变

12. 脑出血患者的诱发因素有（　）。
A. 酗酒
B. 情绪激动
C. 重体力劳动
D. 用力排便
E. 血液黏稠度增高

13. 为避免再次诱发蛛网下腔出血，给予患者的健康指导有（　）。
A. 避免感冒
B. 保持大便通畅
C. 保持心情舒畅，避免情绪激动
D. 咳嗽时应用力屏气后再用力咳出，以促进肺部痰液的咳出
E. 指导患者采用放松技术，如听轻音乐、缓慢深呼吸，引导式想象性思维以避免紧张情绪

14. 关于重症肌无力的治疗，下列说法正确的是（　）。
A. 淋巴细胞置换法疗效短暂
B. 血浆置换法效果仅维持 2 周左右
C. 对年龄较大、不宜手术者可行胸腺放射治疗
D. 免疫抑制剂治疗首选硫唑嘌呤
E. 对年轻女性、病程短、进展快的患者可行胸腺摘除术

15. 下列有关狂犬病患者的护理措施，正确的有（　）。
A. 保持安静
B. 与同类患者一起隔离
C. 病室光线充足
D. 保持呼吸道通畅
E. 保持水、电解质平衡

16. 对皮质醇增多症患者应给予的饮食为（　）。
A. 高钾
B. 高钙
C. 高蛋白、高维生素、低热量
D. 低盐、低脂
E. 高蛋白、高维生素、高热量

17. 白血病患者体温达39℃，可采用下列哪些降温措施（　）。
A. 冰枕冰敷
B. 酒精擦浴
C. 双氯酚酸钠塞肛
D. 冰水灌肠
E. 肌内注射氨基比林

18. 针对慢性肾小球肾炎患者，护士给予的健康指导有（　）。
A. 注意个人卫生，预防感染
B. 保持环境清洁，空气流通
C. 严格按照饮食计划进餐，遵医嘱服药
D. 宜予以高蛋白、高热量饮食
E. 注意休息，避免剧烈运动和过重的体力劳动

19. 消化性溃疡发生癌变的表现主要有（　）。
A. 大便隐血试验持续阳性
B. 进行性消瘦
C. 消化不良症状加重
D. 疼痛失去原有规律性
E. 胃酸分泌增多

20. 下列属于高血压所致的病理改变的有（　）。
A. 微小动脉瘤破裂引起脑出血
B. 肾动脉粥样硬化引起肾衰竭
C. 肾小球细动脉玻璃样变引起肾单位损失
D. 高血压病患者脑血栓发病增加
E. 高血压加速动脉粥样硬化，冠心病病发率增加

## 三、案例分析题（每个案例至少有3个提问，每个提问有多个备选答案，其中正确答案有1个或几个）

（1~5题共用题干）

患者，女性，23岁。近半个月无明显诱因出现全身水肿。实验室检查：尿蛋白4.0g/24h，Hb 120g/L，血浆清蛋白26g/L，BUN 5mmol/L，SCr 178μmol/L。

1. 该患者目前最可能的临床诊断是（　）。
A. 慢性肾衰竭
B. 急进性肾小球肾炎
C. 肾病综合征
D. 慢性肾小球肾炎
E. 急性肾小球肾炎

2. 下列哪项检查对此病的诊断最有意义（　）。
A. 24小时尿蛋白总量
B. 血浆蛋白定量检查
C. 血胆固醇检查
D. 血流变学检查
E. 内生肌酐清除率检查

3. 该病的主要并发症是（　）。
A. 动脉粥样硬化
B. 肾静脉血栓
C. 肾功能不全
D. 下肢静脉血栓
E. 感染

4. 该患者水肿的原因是（　）。
A. 肾小管内皮细胞通透性增高
B. 胶体渗透压下降
C. 肾小管代谢产生的蛋白质渗入尿液
D. 肾小管受刺激后产生蛋白尿
E. 肾小管对蛋白质重吸收能力未变

5. 护士针对该患者目前病情，护理措施错误的是（　）。
A. 低盐、低热量饮食
B. 鼓励患者高蛋白饮食
C. 鼓励患者多饮水

D. 指导患者多进食不饱和脂肪酸
E. 鼓励患者平时多进行运动，增强体质

（6~12 题共用题干）

患者，男性，42 岁。6 小时前无明显诱因突然出现剧烈头痛、枕部疼痛，伴呕吐，无高血压病史。体检：意识清楚，血压轻度增高，颈项强直，Kernig 征（+）。脑 CT 示脑正中裂、大脑外侧裂和基底池呈高密度影。

6. 首先应考虑的诊断是（　）。
A. 脑出血
B. 脑膜炎
C. 脑血栓形成
D. 蛛网膜下腔出血
E. 短暂性脑缺血发作

7. 若进行脑脊液检查，最可能见到的是（　）。
A. 脑脊液正常
B. 血性脑脊液
C. 蛋白–细胞分离现象
D. 脑脊液中氯化物含量增高
E. 脑脊液中见大量白细胞

8. 若患者出现右瞳孔散大、对光反射消失，右上睑下垂，右侧眼球外斜视，则受累的脑神经是（　）。
A. 右侧视神经
B. 右侧面神经
C. 右侧动眼神经
D. 右侧滑车神经
E. 右侧三叉神经

9. 该病最常见的病因是（　）。
A. 动脉粥样硬化
B. 脑动脉炎性管壁坏死
C. 高血压脑动脉硬化
D. 先天性脑动脉瘤
E. 动静脉畸形

10. 该患者病因诊断的主要依据是（　）。
A. CT
B. MRI
C. DSA
D. 脑超声
E. 脑脊液检查

11. 该患者目前首要的护理问题是（　）。
A. 恐惧
B. 疼痛
C. 生活自理缺陷
D. 知识缺乏
E. 潜在并发症

12. 对该患者的护理措施错误的是（　）。
A. 患者绝对卧床 1~2 周
B. 避免各种诱发因素
C. 可多次大量放脑脊液，减轻脑膜刺激征
D. 禁用镇痛剂，以免掩盖病情
E. 血压变化可不作为观察重点

（13~17 题共用题干）

患者，男性，65 岁。风湿性心脏瓣膜病史 25 年，高血压病史 13 年，心房颤动 8 年，吸烟 30 年，10 支/天。近日因天气寒冷、心房颤动诱发心力衰竭而入院接受治疗。今日卧床休息时，突然出现肢体抽搐、偏盲、意识模糊，半小时后右侧肢体完全呈弛缓性瘫痪状态，且出现严重感觉障碍，并伴失语。

13. 该患者目前的病情最有可能是（　）。
A. 脑出血
B. 脑栓塞
C. 脑血栓形成
D. 短暂性脑缺血发作
E. 蛛网膜下腔出血

14. 对该病的诊断，支持的有（　）。
A. 脑膜刺激征阳性

B. 起病急骤，昏迷、偏瘫、颜面潮红、呼吸鼾声
C. 脑 CT 扫描见高密度影
D. 突然起病，出现偏瘫、失语，意识障碍轻
E. 可有风湿性心脏病、二尖瓣狭窄的体征

15. 该病起病特点是（　）。
A. 突然，几秒钟内症状达高峰
B. 急骤，几秒钟至几小时症状达高峰
C. 急骤，几分钟后症状可达高峰
D. 稍缓，几小时至 1~2 天症状达高峰
E. 逐渐发生，至少 1 周后症状达高峰

16. 该患者查体：HR 110 次/分，P 92 次/分，R 24 次/分，BP 180/110mmHg。下面治疗原则正确的有（　）。
A. 积极抗凝治疗
B. 防治脑水肿
C. 积极控制心力衰竭
D. 积极治疗风湿性心脏病
E. 应用钙拮抗剂

17. 护士为患者提供的护理措施，正确的有（　）。
A. 保持患肢关节于功能位
B. 指导患者早期进行活动
C. 用热水袋给患者取暖
D. 指导患者避免各种诱因
E. 密切观察患者生命体征、意识状态、皮肤黏膜情况等

（18~23 题共用题干）

患者，女性，30 岁。系统性红斑狼疮病史 2 年。本次住院面部蝶形红斑明显，伴有头晕、乏力、食欲不振。

18. 系统性红斑狼疮的发病与下列哪项因素无关（　）。
A. 遗传因素
B. 败血症
C. 紫外线
D. 雌激素
E. 病毒感染

19. 住院期间患者因红斑狼疮面部红斑显著，经常自惭形秽并因害怕服用激素导致体形改变而拒绝用药。目前主要护理诊断是（　）。
A. 知识缺乏
B. 预感性悲哀
C. 药物副作用
D. 战胜疾病信心不足
E. 皮肤完整性受损

20. 对该患者皮肤护理的内容正确的有（　）。
A. 用清水洗脸
B. 忌用碱性肥皂
C. 禁忌日光浴
D. 红斑处用 40~50℃ 热水湿敷
E. 可适当使用化妆品

21. 系统性红斑狼疮患者应避免的食物是（　）。
A. 蘑菇
B. 青菜
C. 花生
D. 绿豆
E. 胡萝卜

22. 患者经治疗后病情控制可出院回家，护士对该患者的健康指导正确的有（　）。
A. 须终身治疗
B. 病情缓解者可允许怀孕
C. 忌用可能诱发本病的药物
D. 避免皮肤直接阳光照射
E. 定期复查血、尿常规，遵医嘱服药

23. 住院期间患者口腔有白色点状物质，需进

行口腔护理，可选用哪种漱口液（ ）。

A. 2%~3%过氧化氢溶液

B. 1%~4%硼酸溶液

C. 1%~3%甲硝唑溶液

D. 1%醋酸溶液

E. 1%~4%碳酸氢钠溶液

（24~30题共用题干）

患者，男性，25岁。面色苍白、乏力2个月。体格检查：皮肤可见散在性出血点，浅表淋巴结不大，胸骨无压痛，肝脾未触及；RBC $2.0\times10^{12}$/L，Hb 60g/L，WBC $3.6\times10^{9}$/L，中性粒细胞0.30，淋巴细胞0.70，PLT $30\times10^{9}$/L，网织红细胞0.004。

24. 该患者最可能的诊断是（ ）。

A. 溶血性贫血

B. 血管内溶血

C. 再生障碍性贫血

D. 缺铁性贫血

E. 巨幼细胞贫血

25. 有关此患者的护理诊断，错误的是（ ）。

A. 焦虑：与持续乏力不愈有关

B. 组织完整性受损：与血小板减少有关

C. 疼痛、腰背四肢酸痛：与急性溶血有关

D. 活动无耐力：与贫血有关

E. 知识缺乏：缺乏再生障碍性贫血相关防治知识

26. 此患者首选的治疗为（ ）。

A. 叶酸

B. 环磷酰胺

C. 雄激素

D. 阿糖胞苷

E. 长春新碱

27. 该患者若出现高热，伴抽搐，此时最合适的降温措施是（ ）。

A. 酒精擦浴

B. 冰水灌肠

C. 温水擦浴

D. 头部及大血管处放置冰袋

E. 口服退热剂

28. 若该患者突然出现头痛、头晕、视物模糊、呼吸急促。患者发生了（ ）。

A. 脑动脉痉挛

B. 颅内出血

C. 脑梗死

D. 高血压脑病

E. 高血压危象

29. 针对上述状况，护士在处理时正确的有（ ）。

A. 迅速建立两条静脉通道

B. 立即去枕平卧，头偏向一侧

C. 保持呼吸道通畅，吸氧

D. 保持皮肤清洁，定时翻身

E. 观察并记录患者的生命体征、意识状态

30. 为预防上述状况的发生，应采取的护理措施有（ ）。

A. 卧床与下地活动交替

B. 保持情绪稳定

C. 便秘时需用泻药或开塞露

D. 剧咳者立即用抗生素、镇咳药

E. 发现患者剧烈头痛、恶心、呕吐时应及时报告医生

（31~36题共用题干）

患者，女性，27岁。既往有哮喘史。因出差出现咳嗽、咳白黏痰，伴喘息1天入院。体检：T 36.5℃，P 90次/分，R 28次/分，

BP 120/80mmHg，在肺部可闻及广泛哮鸣音。

31. 该患者最可能的诊断是（ ）。
  A. 支气管扩张
  B. 肺炎
  C. 肺心病
  D. 慢性支气管炎
  E. 支气管哮喘

32. 若患者进一步表现为发绀明显、端坐呼吸、大汗淋漓，24 小时经一般解痉治疗后症状无缓解，判断患者为（ ）。
  A. 内源性哮喘
  B. 重症哮喘
  C. 混合性哮喘
  D. 右心衰竭
  E. 左心衰竭

33. 对该患者应采取的护理措施，正确的是（ ）。
  A. 在病室内摆放鲜花
  B. 遵医嘱给予祛痰药物
  C. 每日静脉补液量应在 2000ml 以上
  D. 遵医嘱给予糖皮质激素
  E. 给予低流量持续吸氧

34. 患者应严禁用下述哪种药物（ ）。
  A. β 受体阻断剂
  B. 抗胆碱能药物
  C. β 受体激动剂
  D. 白三烯受体拮抗剂
  E. 钙离子拮抗剂

35. 为巩固疗效，建议患者继续应用哪种药物控制气道炎症（ ）。
  A. 溴化异丙托品气雾剂
  B. 特布他林气雾剂
  C. 酮替酚
  D. 氨茶碱
  E. 丙酸倍氯米松气雾剂

36. 患者出院时咨询，下述哪种办法可能根治哮喘（ ）。
  A. 避免上呼吸道感染
  B. 避免吸入冷空气
  C. 避免吸入花粉和尘螨
  D. 避免剧烈运动
  E. 以上都不是

（37~42 题共用题干）

患者，男性，45 岁。近半年来，每于感染或劳累后出现劳力性呼吸困难，并逐渐加重，休息后也不易缓解，1 周前受凉后出现呼吸困难，伴咳嗽，咳大量泡沫样痰，夜间不能平卧，以“慢性心功能不全，二尖瓣狭窄”收入院。患者既往曾有反复链球菌性咽炎史。

37. 该患者心脏瓣膜病最可能的病因是（ ）。
  A. 风湿热
  B. 黏液样变性
  C. 退行性改变
  D. 缺血性坏死
  E. 先天性畸形

38. 风湿性心脏瓣膜病二尖瓣狭窄，X 线检查常见表现是（ ）。
  A. 右房、右室大
  B. 左房、右室大
  C. 左右房大、右室大
  D. 右房、左室大
  E. 左房、左室大

39. 首选的护理诊断为（ ）。
  A. 睡眠型态紊乱
  B. 活动无耐力
  C. 清理呼吸道无效

D. 潜在并发症：急性肺水肿
E. 气体交换受损

40. 入院后患者心电图检查示：P 波消失，代之以 350~600 次/分小而不规则的基线波动，间隔不均匀，形态、振幅均变化不定的 f 波；QRS 波群形态正常，间隔绝对不规则，心室率 100~160 次/分。据此可判断患者发生了（ ）。
A. 病态窦房结综合征
B. 阵发性房性心动过速
C. 阵发性室性心动过速
D. 心房颤动
E. 窦性心律失常

41. 该患者的治疗原则，正确的有（ ）。
A. 控制心室率
B. 预防血栓栓塞
C. 静脉输入血管扩张剂
D. 慢性者应用介入或手术治疗狭窄
E. 争取恢复和保持窦性心律

42. 护士应给予患者氧疗的措施为（ ）。
A. 间断给氧
B. 持续低流量给氧
C. 低流量酒精湿化给氧
D. 高流量酒精湿化给氧
E. 高流量给氧

（43~45 题共用题干）

患者，男性，40 岁。在田间喷洒农药时出现咳嗽、呼吸困难，随后全身肌肉痉挛，伴头晕、头痛，继而出现昏迷，现场人员将其急送医院。查体：BP 90/60mmHg，R 24 次/分，角膜反射消失，瞳孔缩小如针尖大，两肺满布湿啰音。

43. 对明确诊断最有价值的检查是（ ）。
A. 头颅 CT 或 MRI 检查
B. 头颅 X 线检查
C. 碳氧血红蛋白测定
D. 直立倾斜试验
E. 全血胆碱酯酶活力测定

44. 护士对该患者的处理措施，正确的是（ ）。
A. 立即用清水反复洗胃
B. 立即脱去患者的外衣
C. 持续鼻导管给氧
D. 根据医嘱给予阿托品和氯解磷定
E. 反复用肥皂水清洗皮肤、头发和指甲缝隙

45. 早期足量反复给予阿托品治疗后，患者病情好转，意识转清醒，临床表现为瞳孔较前扩大，颜面潮红，口干，皮肤干燥，提示（ ）。
A. 阿托品用量不足
B. 还未达到阿托品化
C. 已经达到阿托品化
D. 阿托品应用过量
E. 发生了阿托品中毒

# 参考答案

## 一、单选题

| | | | | | | | | | |
|---|---|---|---|---|---|---|---|---|---|
| 1. E | 2. D | 3. C | 4. D | 5. C | 6. E | 7. A | 8. D | 9. C | 10. A |
| 11. B | 12. D | 13. E | 14. D | 15. E | 16. B | 17. C | 18. A | 19. E | 20. B |
| 21. D | 22. A | 23. C | 24. E | 25. C | 26. A | 27. D | 28. B | 29. E | 30. B |
| 31. E | 32. A | 33. D | 34. B | 35. A | | | | | |

## 二、多选题

| | | | | |
|---|---|---|---|---|
| 1. ABDE | 2. ABCE | 3. ACDE | 4. ABCD | 5. BCDE |
| 6. ABDE | 7. BCDE | 8. ABCD | 9. ACDE | 10. ABDE |
| 11. ABCE | 12. ABCD | 13. ABCE | 14. ACDE | 15. ADE |
| 16. ABCD | 17. ACE | 18. ABCE | 19. ABCD | 20. ACDE |

## 三、案例分析题

| | | | | |
|---|---|---|---|---|
| 1. C | 2. A | 3. A | 4. B | 5. ABCE |
| 6. D | 7. B | 8. C | 9. D | 10. C |
| 11. B | 12. ACDE | 13. B | 14. DE | 15. A |
| 16. BCDE | 17. ABDE | 18. B | 19. A | 20. ABCD |
| 21. A | 22. ACDE | 23. E | 24. C | 25. C |
| 26. AC | 27. D | 28. B | 29. ABCE | 30. BCDE |
| 31. E | 32. B | 33. BCDE | 34. A | 35. E |
| 36. E | 37. A | 38. B | 39. E | 40. D |
| 41. ABDE | 42. D | 43. E | 44. BCDE | 45. C |

# 高级卫生专业技术资格考试用书
# 内科护理学模拟试卷（六）

中国协和医科大学出版社
北　京

# 模拟试卷（六）

## 一、单选题（以下每道考题有5个备选答案，请选择1个最佳答案）

1. 下呼吸道起于气管，止于（　）。
   A. 肺泡
   B. 支气管
   C. 细支气管
   D. 气血屏障
   E. 呼吸性细支气管末端

2. 血管紧张素转换酶抑制剂可引起（　）。
   A. 血肌酐一过性升高
   B. 低钾血症
   C. 直立性低血压
   D. 血糖异常
   E. 反射性心动过速

3. 导致肺心病发生的最根本原因是（　）。
   A. 缺氧
   B. 肺动脉高压
   C. 肺血管重构
   D. 肺血管痉挛
   E. 二氧化碳潴留

4. 支气管扩张患者在施行体位引流对，错误的护理是（　）。
   A. 引流在晚间睡前进行
   B. 引流完毕后漱口
   C. 根据病变部位选择体位
   D. 引流时鼓励患者深呼吸
   E. 引流至少每次30分钟

5. 急性左心衰竭患者进行酒精湿化给氧的目的是（　）。
   A. 稀释痰液
   B. 加强心肌收缩力
   C. 消毒氧气湿化瓶
   D. 松弛支气管平滑肌
   E. 使肺泡内泡沫破裂而改善通气

6. 充血性心力衰竭的基本病因是（　）。
   A. 心肌收缩力减退
   B. 心室舒张充盈受限
   C. 心脏长期后负荷过重
   D. 心脏长期前负荷过重
   E. 以上都是

7. 二尖瓣关闭不全最主要的体征是（　）。
   A. 心浊音界向左下扩大
   B. 肺动脉瓣区第二心音增强
   C. 心尖区闻及响亮而粗糙的收缩期吹风样杂音
   D. 心尖搏动增强，向左下移位
   E. 胸骨左缘第3、4肋间可闻及舒张期杂音

8. 急性左心衰竭治疗药物不包括（　）。
   A. 吗啡
   B. 毛花苷丙
   C. 氨茶碱
   D. 呋塞米
   E. 沙丁胺醇

9. 诊断原发性肝癌特异性较高的实验室指标是（　）。
   A. CEA
   B. AKP

C. AFP
D. CA50
E. CA19–9

10. 对诊断胰腺炎最有意义的实验室检查是（　）。
A. 3P 试验
B. 甲胎蛋白
C. 血清淀粉酶
D. 血尿素氮
E. 出凝血时间

11. 急性胃炎并发大出血时做纤维胃镜检查的时间是（　）。
A. 0～12 小时
B. 12～24 小时
C. 24～48 小时
D. 48 小时以后
E. 出血停止时

12. 肝癌引起的肝区疼痛特点是（　）。
A. 针刺样痛
B. 剧烈绞痛
C. 空腹烧灼痛
D. 间歇性隐痛
E. 持续性胀痛和钝痛

13. 慢性肾炎患者饮食应注意的是（　）。
A. 低糖
B. 低脂
C. 高蛋白
D. 优质低蛋白
E. 高碳水化合物

14. 尿毒症患者常见的水、电解质和酸碱失衡为（　）。
A. 高血钠
B. 低血镁
C. 碱中毒
D. 高钙低磷
E. 脱水和水肿

15. 诊断蛋白尿的标准是（　）。
A. 尿蛋白 1g/d
B. 尿中透明管型
C. 尿蛋白（++++）
D. 尿蛋白 >3. 5g/d
E. 尿蛋白量持续超过 150ml/d

16. 终末血尿提示病变位于（　）。
A. 尿道
B. 肾脏
C. 后尿道或膀胱基底部
D. 输尿管
E. 膀胱颈以上

17. 慢性淋巴细胞白血病最可能的首发症状是（　）。
A. 贫血
B. 出血
C. 感染
D. 淋巴结肿大
E. 脾大

18. 静脉放血治疗时，每次放血量为（　）。
A. 100～200ml
B. 500～600ml
C. 300～500ml
D. 800～900ml
E. 900～1000ml

19. 缺铁性贫血补充铁剂的首选方法是（　）。
A. 口服给药
B. 静脉给药
C. 肌内注射
D. 皮下注射

E. 皮内注射

20. 评估贫血最可靠的实验室检查指标是（　）。
A. 血红蛋白量
B. 红细胞计数
C. 血小板计数
D. 网织红细胞计数
E. 血红蛋白量及红细胞计数

21. 甲亢患者最主要的护理诊断是（　）。
A. 焦虑
B. 知识缺乏
C. 营养失调
D. 食欲亢进
E. 睡眠型态紊乱

22. 不属于继发性甲状腺功能减退症病因的是（　）。
A. 放疗
B. 垂体瘤
C. 垂体手术
D. 甲状腺癌
E. 产后垂体缺血性坏死

23. 对甲状腺功能亢进症重度浸润性突眼的护理不正确的是（　）。
A. 抬高头部
B. 外出时用眼罩
C. 抗生素眼膏涂眼
D. 鼓励多食略咸食品
E. 生理盐水纱布局部湿敷

24. 皮质醇增多症的常见病因是（　）。
A. 肾上腺皮质腺瘤
B. 肾上腺皮质腺癌
C. 异位 ACTH 综合征
D. 双侧肾上腺皮质增生
E. 不依赖 ACTH 的肾上腺瘤结节性增生

25. 系统性红斑狼疮无菌性缺血性骨坏死最常累及的部位是（　）。
A. 脊柱
B. 腕骨
C. 股骨头
D. 肱骨头
E. 胫骨头

26. 活动期的狼疮患者辅助检查可能出现（　）。
A. ESR 下降
B. 抗核抗体阳性
C. 血红蛋白增多
D. 免疫球蛋白减少
E. 血清补体 C3 增加

27. 确诊风湿热的主要表现是（　）。
A. 心肌炎
B. 舞蹈病
C. 环形红斑
D. 皮下结节
E. 游走性关节肿痛

28. 下列口服药物中毒禁忌洗胃的是（　）。
A. 有机磷
B. 重金属
C. 硫化钾
D. 强酸或强碱
E. 苯巴比妥类药物

29. 患者，女性，30 岁。近 1 周乏力、食欲缺乏伴右上腹胀痛感，查体：肝肋下 3cm。为尽快诊断，首先应检测的酶是（　）。
A. 单胺氧化酶
B. 碱性磷酸酶
C. 丙氨酸氨基转移酶

D. γ-谷氨酰基转移酶
E. 天门冬氨酸氨基转移酶

30. 患者，女性，34 岁。因 Graves 病服用甲巯咪唑治疗。2 周后，患者出现发热、咽痛。此时应首先考虑复查（　）。
A. TSH
B. 血常规
C. 尿常规
D. 总 $T_3$、$T_4$
E. 游离 $T_3$、$T_4$

31. 某特发性血小板减少性紫癜患者 PLT $15 \times 10^9/L$。护士对其进行护理时最应注意的表现是（　）。
A. 发热
B. 咳嗽
C. 肛周疼痛
D. 剧烈头痛、呕吐
E. 皮肤出血点增多

32. 患者，女性，28 岁。尿频、尿急、尿痛 3 天，不发热，肾区无叩击痛。尿检白细胞每高倍视野（+），尿培养大肠埃希菌菌落计数 $<10^5/ml$。诊断应考虑（　）。
A. 急性膀胱炎
B. 急性肾盂肾炎
C. 慢性肾盂肾炎
D. 急性肾小球肾炎
E. 慢性肾炎急性发作

33. 患者，女性，45 岁。上腹部不适 4 年，近 1 个月来进食后有饱胀感，时有嗳气。血清学检查：抗壁细胞抗体阴性；胃镜检查：黏膜呈颗粒状，血管网显露。该患者最可能的诊断是（　）。
A. 胃癌
B. 胃溃疡
C. 慢性萎缩性胃炎
D. 慢性浅表性胃炎
E. 自身免疫性胃炎

34. 患者，男性，31 岁。触电后出现心室颤动。应采取的措施是（　）。
A. 除颤
B. 应用阿托品
C. 应用肾上腺素
D. 应用利多卡因
E. 植入心脏起搏器

35. 患者，女性，27 岁。主诉咽痛、畏寒、发热 4 天。查体：T 39℃，咽部充血，扁桃体充血、肿大，有黄色点状渗出物，颌下淋巴结肿大，有压痛。诊断为细菌性咽、扁桃体炎。此病最常见的病原体为（　）。
A. 葡萄球菌
B. 肺炎链球菌
C. 流感嗜血杆菌
D. 溶血性链球菌
E. 革兰阴性杆菌

## 二、多选题（以下每道考题有 5 个备选答案，每题至少有 2 个正确答案）

1. 常表现为呼气性呼吸困难的疾病是（　）。
A. 肺结核
B. 肺气肿
C. 气管异物
D. 支气管哮喘
E. 肺炎

2. 长期卧床的慢性心力衰竭者预防下肢静脉血栓的有效护理措施是（　）。
A. 鼓励患者翻身，协助拍背

B. 协助患者做下肢肌肉按摩
C. 每天温水浸泡下肢，加速血液循环
D. 鼓励患者床上活动下肢，做下肢肌肉收缩运动
E. 观察患者肢体远端，如肢体远端出现肿胀，应立即通知医师

3. 幽门梗阻的特征性表现是（ ）。
A. 呕吐
B. 恶心
C. 振水音
D. 胃蠕动波
E. 上腹饱胀

4. 消化性溃疡伴幽门梗阻的治疗措施有（ ）。
A. 禁食和胃肠减压
B. 补充水和电解质
C. 积极治疗溃疡病
D. 抗胆碱剂的应用
E. 紧急外科手术

5. 肝硬化患者容易出现鼻出血和牙龈出血的主要原因是（ ）。
A. 门脉高压
B. 脾功能亢进
C. 雌激素水平过高
D. 毛细血管脆性增加
E. 肝脏合成凝血因子减少

6. 治疗肝性脑病时，减少肠道氨的产生和吸收的措施包括（ ）。
A. 限制蛋白摄入
B. 口服新霉素
C. 肥皂水灌肠
D. 口服乳果糖
E. 50%硫酸镁导泻

7. 溃疡性结肠炎的肠黏膜病变有（ ）。
A. 黏膜溃疡
B. 息肉形成
C. 黏膜表面呈颗粒状
D. 黏膜脆性增加、糜烂
E. 黏膜弥漫性充血水肿

8. 肾脏的生理功能主要是（ ）。
A. 吸收营养
B. 排泄代谢产物
C. 维持机体内环境稳定
D. 调节水、电解质和酸碱平衡
E. 为全身组织器官运输血液

9. 肾性高血压降压过快可致（ ）。
A. 糖尿病
B. 肝缺血
C. 脑供血不足
D. 冠状动脉缺血
E. 肾血流量下降

10. 慢性肾炎患者卧床休息指征包括（ ）。
A. 显著水肿
B. 肉眼血尿
C. 大量蛋白尿
D. 乏力，少量蛋白尿
E. 脉率增快，劳力性呼吸困难

11. 慢性肾小球肾炎的临床特点包括（ ）。
A. 起病隐匿
B. 早期水肿明显
C. 多伴有高血压
D. 蛋白尿和血尿出现较早
E. 晚期可发展为慢性肾衰竭

12. 化疗期间为保护静脉应（ ）。
A. 选用中心静脉
B. 防止化疗药外渗

C. 化疗前后不必冲管
D. 如化疗药外渗可用热敷
E. 如穿刺局部疼痛立即停止输液

13. 急性白血病缓解诱导的目的是（ ）。
A. 控制感染
B. 纠正贫血
C. 纠正出血
D. 使骨髓造血功能恢复正常
E. 迅速将白血病细胞尽量减少

14. 急性白血病患者出现感染的原因多因为（ ）。
A. 肝、脾大
B. 严重贫血
C. 化疗效果差
D. 机体免疫力减退
E. 缺乏正常的白细胞

15. 下列哪些患者不能用放射性$^{131}$I治疗（ ）。
A. 孕妇
B. 中度甲亢者
C. 甲状腺危象者
D. 肝硬化腹水患者
E. 年龄在25岁以上者

16. 引起Graves病发病的主要因素有（ ）。
A. 自身免疫
B. 病毒感染
C. 遗传因素
D. 过度劳累
E. 理化因素

17. 诊断糖尿病酮症酸中毒的主要化验依据是（ ）。
A. 血胆固醇过多
B. 血三酰甘油过多
C. 血酮3.0mmol/L
D. 尿糖、尿酮体强阳性
E. 血糖16.7~33.3mmol/L

18. 风湿性疾病的共同特点包括（ ）。
A. 病程多呈慢性
B. 大多有特效治疗措施
C. 同一疾病表现基本相同
D. 多有复杂的免疫学改变
E. 病程可有发作与缓解相交替

19. 下列哪些口服中毒可做常规洗胃（ ）。
A. 重金属
B. 生物碱
C. 安眠药
D. 强酸、强碱
E. 有机磷农药

20. 关于伤寒杆菌的病原学叙述，正确的是（ ）。
A. 有荚膜
B. 属沙门菌属
C. 革兰染色阴性
D. 有菌体（O）抗原、鞭毛（H）抗原
E. Vi抗原抗原性强，并产生Vi抗体

## 三、案例分析题（每个案例至少有3个提问，每个提问有多个备选答案，其中正确答案有1个或几个）

（1~3题共用题干）

患者，男性，64岁。既往体健，近1年来经常出现头晕、单侧肢体无力并有麻木感，持续10~20分钟后症状完全消失，未予重视，今日午睡醒来突然发现右侧肢体无力，不能说话，但神志清楚，家人迅速将其送至医院。

1. 分析病史，考虑对患者此次发病最有提示意义的是（ ）。
   A. 年龄、性别
   B. 高血压
   C. 糖尿病
   D. 高脂血症
   E. 短暂性脑缺血发作

2. 进一步行 MRI 检查后发现患者左侧大脑中动脉的供血区有梗死灶存在。结合病史，考虑患者目前的诊断为（ ）。
   A. 脑出血
   B. 脑栓塞
   C. 脑血栓形成
   D. 分水岭梗死
   E. 腔隙性脑梗死

3. 经过积极治疗，患者逐渐康复，肢体肌力恢复至 4 级，感觉基本恢复正常，但仍有时口齿不清，且饮水仍有呛咳，准备出院。作为主管护士，为其提供的健康教育内容包括（ ）。
   A. 坚持语言康复治疗
   B. 合理服用抗血小板聚集药物
   C. 注意休息，不可参加运动，预防脑血管意外
   D. 睡醒后不要急于起床，最好在床边静坐 10 分钟再缓慢站起
   E. 进食以流食或半流食为主，待吞咽功能完全恢复后再正常进食

（4~8 题共用题干）

患者，男性，37 岁。因“左上腹疼痛伴恶心、呕吐 8 小时”来诊。患者 8 小时前大量饮酒后剧烈呕吐，呕吐物为胃内容物及黄绿苦水，共 4 次。继而上腹持续性疼痛，阵发性加剧，呈绞样痛并向左侧腰背部放射。3 小时前患者持续发热，全腹痛，拒按，腹胀，频繁剧烈恶心、呕吐，呕吐物为胆汁、咖啡样液体。1 小时前出现手足搐搦，四肢厥冷。发病来尿少。查体：T 39℃，P 118 次/分，R 20 次/分，BP 90/60mmHg；患者意识清楚，焦虑不安，痛苦面容，皮肤、巩膜无黄染，浅表淋巴结未及；心、肺（-），腹部膨隆，脐周皮肤青紫，全腹压痛、反跳痛及肌紧张，肝、脾触诊不清，移动性浊音（+），肠鸣音减弱，实验室检查：WBC $10.2\times10^9$/L，N 0.87，L 0.13，血清淀粉酶 52U/L；尿淀粉酶 1800U/L，腹部 CT：出血坏死性胰腺炎。

4. 对患者应紧急采取的治疗措施有（ ）。
   A. 禁食，胃肠减压
   B. 镇痛
   C. 使用生长抑素及其类似物
   D. 抗感染
   E. 导泻
   F. 快速补液，补液量为每小时 200~250ml

5. 重症胰腺炎患者血钙低至何种程度提示预后不良（ ）。
   A. >1.5mmol/L
   B. <1.5mmol/L
   C. >1.75mmol/L
   D. <1.75mmol/L
   E. 1.5mmol/L<血钙<1.75mmol/L
   F. 血钙与预后没有相关性

6. 诊断患者为重度急性胰腺炎的依据包括（ ）。
   A. 持续体温升高
   B. 手足搐搦
   C. 血常规
   D. 疼痛
   E. 尿少
   F. 低血压

7. 该患者目前存在的主要护理问题是（　）。
A. 焦虑
B. 体液量不足：低于机体需要量
C. 营养失调：低于机体需要量
D. 舒适感的改变：疼痛
E. 活动无耐力
F. 体温升高

8. 诊断该患者为急性胰腺炎的依据是（　）。
A. 血清淀粉酶
B. 尿淀粉酶
C. 腹部 CT
D. 疼痛性质
E. 手足搐搦，四肢厥冷
F. 尿少

（9~11 题共用题干）

患者，女性，21 岁。1 周前患感冒，因出现肉眼血尿、颜面水肿来院诊治。BP 130/90mmHg，Scr 150μmol/L。

9. 该患者最可能的诊断是（　）。
A. 慢性肾炎
B. 急性肾炎
C. 急进性肾炎
D. 急性肾衰竭
E. 慢性肾炎急性发作

10. 对该患者的一般护理是（　）。
A. 卧床休息
B. 高蛋白饮食
C. 限制盐的摄入
D. 观察用药的不良反应
E. 观察尿量及肾功能变化

11. 关于急性肾炎的治疗，以下正确的是（　）。
A. 对症治疗
B. 防治合并症
C. 必须使用青霉素
D. 禁止肾毒性药物的使用
E. 急性期 1~2 周内应卧床休息

（12~17 题共用题干）

患者，男性，58 岁。因非劳力性心前区钝痛并向左臂放射急诊入院。患者近 2 年中类似症状间断发作，通常由劳累诱发，舌下含服硝酸甘油可缓解。发作时伴大汗，轻度恶心，持续 20 分钟左右。近 1 个月来，发作较频繁，尤其最近 48 小时在休息或轻微体力活动时有几次胸痛发作。查体：BP 110/60mmHg，HR 80 次/分，律齐，余未见异常。

12. 应给患者以下哪些健康指导（　）。
A. 低热量、低脂、低胆固醇、低盐饮食
B. 积极参加体育锻炼
C. 避免暴饮暴食
D. 戒烟
E. 硝酸甘油棕色瓶存放随身携带
F. 绝对卧床
G. 减轻精神压力
H. 定期复查

13. 以下哪些活动不适宜该患者（　）。
A. 参加适当的体力劳动
B. 在进行必要的体力活动前舌下含服硝酸甘油
C. 避免屏气用力的动作
D. 避免重体力劳动
E. 避免工作时间过长
F. 绝对卧床休息
G. 可参加竞赛性运动

14. 发作时心电图示：偶发室性期前收缩，ST 段抬高，T 波倒置，发作后，ST-T 恢复正常，室性期前收缩消失。已确诊为不稳定型心绞痛。不稳定型心绞痛的临床表现有哪些（　）。
A. 发作时出汗，面色苍白
B. 休息状态下即可发作
C. 发作时心电图 ST 段抬高
D. 含服硝酸甘油可缓解
E. 发作时表现为牙痛、上腹痛等
F. 治疗时应用抗凝药

15. 患者在活动过程中出现明显胸痛。立即给予的处理措施有哪些（　）。
A. 舌下含服硝酸甘油
B. 吸氧
C. 测量血压
D. 测量体温
E. 通知医师
F. 静脉补液
G. 心电监护

16. 对该患者应做的处理包括（　）。
A. 卧床休息
B. 备皮
C. 吸氧
D. 床边心电监护
E. 安慰患者尽量放松
F. 留置导尿
G. 热敷保暖
H. 清洁灌肠

17. 该患者存在哪些主要护理问题（　）。
A. 疼痛：胸痛与心肌缺血、缺氧有关
B. 营养失调：低于机体需要量
C. 潜在并发症：心肌梗死
D. 焦虑：与心绞痛反复频繁发作有关
E. 潜在并发症：心肌炎
F. 活动无耐力：与心肌氧的供需失调有关
G. 知识缺乏
H. 有感染的危险

（18~20 题共用题干）

患者，女性，28 岁。拟诊吉兰-巴雷综合征，腰椎穿刺术后翻身时出现额部疼痛，咳嗽时加重，无肢体麻木无力，无意识障碍。

18. 此时应考虑患者发生（　）。
A. 脑出血
B. 偏头痛
C. 低颅压头痛
D. 继发性脑疝
E. 蛛网膜下腔出血

19. 对此并发症的叙述正确的是（　）。
A. 卧位时可减轻
B. 不能自然缓解
C. 咳嗽、站立时加重
D. 多发生于穿刺后 24 小时内
E. 表现为额、枕部疼痛，伴颈、背部痛

20. 处理措施不妥的是（　）。
A. 多饮水
B. 延长卧床时间
C. 静滴生理盐水
D. 静滴葡萄糖液
E. 必要时应用非甾体类抗炎药

（21~28 题共用题干）

患者，男性，58 岁。餐后约 30 分钟突然出现左前胸压榨样闷痛，持续约 40 分钟，向左肩背部放射。查体：患者烦躁，P 60 次/分，BP 94/70mmHg，心率 60 次/分，心音低，律整，两肺无特殊，腹软，无压痛。

21. 经检查确诊该患者为广泛前壁心肌梗塞，送入 CCU。对该患者主要的护理措施是（　）。
A. 持续心电、血压、呼吸监护

B. 卧床休息，及时缓解疼痛
C. 疼痛时给予热敷
D. 开通静脉通道，补液滴速应控制在每分钟 20~30 滴
E. 患者可以用力排便
F. 间断或持续吸氧
G. 备好抢救设备及药品
H. 心理护理

22. 以下哪些症状与患者的疾病有关（ ）。
A. 左侧胸骨前压榨样疼痛
B. 疼痛放射至左侧肩部
C. 多因夜间发作而突然惊醒
D. 心绞疼前脉搏短绌
E. 常伴冷汗，烦躁不安
F. 含服硝酸甘油无效，吸入亚硝酸异戊酯有效
G. 胸骨后疼痛持续 20 分钟以上
H. 心律失常

23. 以下哪些不是溶栓治疗的护理内容（ ）。
A. 询问患者是否有脑血管病病史
B. 询问患者是否有活动性出血、消化性溃疡、外伤病史
C. 给予少量多餐、低脂低盐饮食
D. 给予持续低流量吸氧
E. 随时监测血压的变化
F. 询问患者胸痛有无缓解
G. 给患者雾化吸入

24. 入院第 2 天，患者发生心室颤动。以下哪些不是处理室颤的首要措施（ ）。
A. 立即进行直流电除颤
B. 立即进行胸外心脏按压
C. 立即进行口对口人工呼吸
D. 立即心腔内注射利多卡因
E. 立即予同步电击除颤
F. 立即予静脉注射阿托品
G. 立即予胸前区叩击
H. 立即予静脉注射异丙肾上腺素

25. 以下哪些指标可间接判断溶栓成功（ ）。
A. 胸痛 2 小时内基本消失
B. 胸痛 1 小时内消失
C. 心电图抬高的 ST 段 2 小时内回降 >50%
D. 心电图抬高的 ST 段 1 小时内回降 >50%
E. 2 小时内出现再灌注性心律失常
F. 1 小时内出现再灌注性心律失常
G. 血清 CK-MB 酶峰值提前出现
H. 血清 CK-MB 酶峰值延迟出现

26. 指导该患者采取哪些通便措施（ ）。
A. 进食清淡易消化富含纤维素的食物
B. 每日清晨给予蜂蜜 20ml 加适量温开水同饮
C. 适当腹部按摩
D. 嘱患者用力排便
E. 住院期间坚持用便器在床上排便
F. 鼓励患者多运动
G. 每天予清洁灌肠一次
H. 嘱患者进食后排便

27. 住院第 5 周，病情稳定，给患者进行康复训练。训练时心率变化的意义是（ ）。
A. 心率每分钟增加 10~20 次为正常反应
B. 心率每分钟增加 10~20 次为异常反应
C. 心率增加少于 10 次/分可加大运动量
D. 心率增加少于 10 次/分要减少运动量
E. 心率增加超过 20 次/分，同时伴有血

压和心电图改变的应退回前一运动水平

F. 心率增加超过 20 次/分，同时伴有血压和心电图改变的应停止一切训练

G. 心率增加超过 30 次/分，同时伴有血压和心电图改变的应退回前一运动水平

H. 心率增加超过 30 次/分，同时伴有血压和心电图改变的应停止一切训练

28. 医嘱：尿激酶 150 万 U 1 小时滴完。每分钟滴尿激酶多少单位（　）。

A. 2 万 U

B. 2.5 万 U

C. 5 万 U

D. 1 万 U

E. 1.8 万 U

F. 7 万 U

G. 4 万 U

（29~33 题共用题干）

患者，女性，26 岁。因患系统性红斑狼疮住院 2 次，本次住院主因面部红斑明显，伴有乏力、食欲缺乏等。

29. 造成该患者皮肤红斑的主要原因是（　）。

A. 日晒过多

B. 皮肤过敏

C. 青春期痤疮

D. 免疫复合物沉积

E. 长期使用免疫抑制剂

30. 正确的保护皮肤的方法是（　）。

A. 出门戴遮阳帽

B. 温水湿敷红斑

C. 用碱性肥皂洗脸

D. 居室内要挂厚窗帘

E. 用清水冲洗破损处

31. 住院期间患者常照镜子叹气，不愿与人接触，担心治疗效果，她的心理状态可诊断为（　）。

A. 恐惧症

B. 性格脆弱

C. 预感性悲哀

D. 孤僻综合征

E. 精神抑郁症

32. 以下心理护理措施恰当的是（　）。

A. 让患者保持心情舒畅

B. 让亲属常来看望

C. 尽量不提“狼疮”一词

D. 鼓励患者出门时用遮盖霜遮盖红斑

E. 和患者沟通，耐心听她的倾诉

33. 患者询问能否妊娠，护士对患者做的生育指导是（　）。

A. 应该绝育

B. 最好使用避孕药

C. 如病情稳定可以妊娠

D. 妊娠前 3 个月停用一切药物

E. 妊娠中可以使用肾上腺皮质激素

（34~37 题共用题干）

患者，女性，51 岁。与同事交谈时因情绪激动，突然言语不清，右侧肢体不能活动，意识模糊，无头痛、呕吐。有风湿性心脏病病史 18 年，心房颤动 5 年。

34. 该患者最有可能的诊断是（　）。

A. 癫痫

B. 脑出血

C. 脑梗死

D. 脑血栓形成

E. 蛛网膜下腔出血

35. 与发病最相关的因素是（　）。
A. 年龄
B. 性别
C. 心房颤动
D. 情绪激动
E. 与同事交谈

36. 该患者的护理诊断包括（　）。
A. 躯体活动障碍
B. 语言沟通障碍
C. 吞咽障碍
D. 有失用综合征的危险
E. 生活自理能力缺陷

37. 对患者的健康指导不妥的是（　）。
A. 改变不良的生活方式
B. 指导患者避免各种诱因
C. 鼓励患者早期下床活动
D. 气候变换时注意保暖，预防感冒
E. 饮食以高脂、高蛋白、低盐为主

（38~40 题共用题干）

患者，男性，52 岁。诊断颅内高压症，拟行腰椎穿刺术。

38. 颅内高压症最危险的并发症是（　）。
A. 脑疝
B. 颅内感染
C. 继发性癫痫
D. 低颅压头痛
E. 脑脊液渗漏

39. 评估此危险出现的征象包括（　）。
A. 意识丧失
B. 共济失调
C. 呼吸节律改变
D. 瞳孔大小不等
E. 瞳孔对光反射迟钝

40. 为避免颅内高压症，处理中不妥的是（　）。
A. 穿刺前静脉滴注甘露醇
B. 选用较细的穿刺针穿刺
C. 有脑疝征象时应减慢放液
D. 可用针芯适当控制，缓慢放液
E. 术前仔细评估患者情况，掌握适应证

（41~45 题共用题干）

患者，男性，46 岁。剧烈头痛 3 小时。腰穿发现脑脊液为血性，诊断为蛛网膜下腔出血，入院治疗。

41. 患者应卧床（　）。
A. 1 周
B. 2 周
C. 3 周
D. 4~6 周
E. 3~4 个月

42. 蛛网膜下腔出血的最常见病因是（　）。
A. 高血压
B. 冠心病
C. 动脉瘤
D. 脑血管炎
E. 动静脉畸形

43. 蛛网膜下腔出血的诱因包括（　）。
A. 咳嗽
B. 打喷嚏
C. 用力排便
D. 情绪激动
E. 腰椎穿刺

44. 蛛网膜下腔出血最具有特征性的表现是（　）。
A. 呕吐
B. 剧烈头痛
C. 脑膜刺激征

D. 短暂意识障碍
E. 一侧动眼神经麻痹

45. 对蛛网膜下腔出血患者护理措施正确的是（　）。
A. 环境安静
B. 避免剧烈咳嗽
C. 绝对卧床
D. 2 小时翻身一次
E. 呕吐剧烈者应用止吐药

# 参考答案

一、单选题

| | | | | | | | | | |
|---|---|---|---|---|---|---|---|---|---|
| 1. E | 2. A | 3. A | 4. E | 5. E | 6. E | 7. C | 8. E | 9. C | 10. C |
| 11. C | 12. E | 13. D | 14. E | 15. E | 16. C | 17. D | 18. C | 19. A | 20. E |
| 21. C | 22. D | 23. D | 24. D | 25. C | 26. B | 27. D | 28. D | 29. C | 30. B |
| 31. D | 32. A | 33. C | 34. A | 35. D | | | | | |

二、多选题

| | | | | |
|---|---|---|---|---|
| 1. BD | 2. BCDE | 3. CDE | 4. ABC | 5. BDE |
| 6. ABDE | 7. ACDE | 8. BCD | 9. CE | 10. ABCE |
| 11. ACDE | 12. ABE | 13. DE | 14. DE | 15. ACD |
| 16. ACD | 17. CDE | 18. ADE | 19. ABCE | 20. BCDE |

三、案例分析题

| | | | | |
|---|---|---|---|---|
| 1. E | 2. C | 3. ABDE | 4. ABCDF | 5. D |
| 6. ABEF | 7. BDEF | 8. ACD | 9. B | 10. ACDE |
| 11. ABDE | 12. ACDEGH | 13. FG | 14. BCE | 15. AB |
| 16. ACDE | 17. ACDF | 18. C | 19. ACDE | 20. D |
| 21. ABDFGH | 22. AFG | 23. CDG | 24. BCDEFGH | 25. ACEG |
| 26. ABC | 27. ACE | 28. B | 29. D | 30. ABDE |
| 31. C | 32. ABCE | 33. E | 34. C | 35. C |
| 36. ABCDE | 37. E | 38. A | 39. ACDE | 40. C |
| 41. D | 42. C | 43. ABCD | 44. C | 45. ABC |

# 高级卫生专业技术资格考试用书
# 内科护理学模拟试卷（四）

中国协和医科大学出版社
北　京

# 模拟试卷（四）

## 一、单选题（以下每道考题有5个备选答案，请选择1个最佳答案）

1. 吸气时进入肺泡进行气体交换的气体量称为（　）。
   A. 潮气量
   B. 每分钟通气量
   C. 肺泡通气量
   D. 最大通气量
   E. 肺活量

2. 支气管炎患者咳的痰为（　）。
   A. 黄脓痰
   B. 铁锈色痰
   C. 痰有恶臭味
   D. 白色泡沫样痰
   E. 粉红色泡沫样痰

3. 支气管哮喘最主要的诱发因素是（　）。
   A. 感染
   B. 食物
   C. 气候变化
   D. 剧烈运动
   E. 吸入过敏原

4. 通过听诊哪个部位评估气管插管位置是否正确（　）。
   A. 肺尖
   B. 胃部
   C. 颈部
   D. 两侧肺底部
   E. 两侧乳头处

5. 冲动传导异常包括（　）。
   A. 窦房传导阻滞、房内传导阻滞、房扑和房颤、室内传导阻滞及预激综合征等
   B. 窦房传导阻滞、房内传导阻滞、房室传导阻滞、室内传导阻滞及预激综合征等
   C. 窦性心律不齐、房内传导阻滞、房室传导阻滞、室内传导阻滞及预激综合征等
   D. 窦房传导阻滞、房内传导阻滞、房室传导阻滞、心律失常等
   E. 窦房传导阻滞、房内传导阻滞、房室传导阻滞、异位心律及预激综合征等

6. 风湿性心脏病患者出现吞咽困难的原因是（　）。
   A. 左心室明显扩大
   B. 左心房明显扩大
   C. 右心房明显扩大
   D. 右心室明显扩大
   E. 肺动脉明显扩大

7. 夜间阵发性呼吸困难常见于（　）。
   A. 肺炎
   B. 房间隔缺损
   C. 右心功能不全
   D. 急性呼吸窘迫综合征
   E. 左心功能不全导致肺淤血

8. 高血压脑病紧急处理中最关键的是（　）。
   A. 高流量吸氧
   B. 限制钠盐的摄入

C. 舌下含服硝酸甘油制剂
D. 降低颅内压，控制抽搐
E. 绝对卧床休息，遵医嘱给予哌替啶

9. 肝炎患者眼结膜黄染的原因是（　）。
A. 血中胆固醇过多
B. 血中胆红素过多
C. 红细胞破坏过多
D. 血中氧含量过少
E. 血中二氧化碳过多

10. 胃壁细胞抗体（PCA）阳性见于（　）。
A. 胃癌
B. 急性胃炎
C. 消化性溃疡
D. 反流性食管炎
E. 自身免疫性胃炎

11. 急性上消化道出血伴休克时去枕平卧的意义是（　）。
A. 防止窒息
B. 减少出血
C. 有利于止血
D. 改善脑供血
E. 降低脑耗氧

12. 肝穿刺活体组织检查术适用于（　）。
A. 原因不明的黄疸
B. 全身情况衰竭者
C. 肝外阻塞性黄疸
D. 肝功能严重障碍者
E. 肝棘球蚴病

13. 肾炎性水肿最初发生水肿的部位是（　）。
A. 全身
B. 四肢
C. 双下肢
D. 颜面部
E. 骶尾部

14. 反映肾小球滤过功能的检查是（　）。
A. 尿常规检查
B. 酚红排泄试验
C. 尿浓缩稀释试验
D. 内生肌酐清除率检查
E. 1 小时尿细胞排泄率检查

15. 肾盂肾炎常见的感染途径是（　）。
A. 血行感染
B. 淋巴感染
C. 上行感染
D. 直接感染
E. 器械感染

16. 慢性肾衰竭患者皮肤瘙痒的原因是（　）。
A. 久不洗浴
B. 皮肤感染
C. 末梢神经炎
D. 汗液盐多刺激
E. 尿素及钙盐刺激

17. 血液系统疾病患者最常见的症状是（　）。
A. 出血
B. 贫血
C. 肝、脾大
D. 骨、关节疼痛
E. 继发感染

18. 成年人最主要的造血器官是（　）。
A. 肝
B. 脾
C. 胸腺
D. 骨髓

E. 淋巴结

19. 首选脾切除治疗的溶血性贫血是（　）。
A. 海洋性贫血
B. 丙酮酸激酶缺乏症
C. 自身免疫性溶血性贫血
D. 遗传性球形细胞增多症
E. 阵发性睡眠性血红蛋白尿

20. 再生障碍性贫血患者死亡的主要原因是（　）。
A. 败血症
B. 尿毒症
C. 严重感染
D. 颅内出血
E. 进行性贫血

21. 糖尿病患者均应采取的治疗措施是（　）。
A. 运动疗法
B. 心理护理
C. 控制饮食
D. 口服降糖药
E. 胰岛素治疗

22. 放射性$^{131}$I治疗甲亢的最主要并发症是（　）。
A. 突眼恶化
B. 甲状腺癌变
C. 粒细胞减少
D. 诱发甲亢危象
E. 永久性甲状腺功能减退

23. 硫脲类抗甲状腺药物最常见的不良反应是（　）。
A. 皮疹
B. 胃肠道反应
C. 肾脏损害
D. 肝脏损害
E. 白细胞减少

24. 治疗内分泌功能亢进不采用（　）。
A. 手术切除
B. 替代疗法
C. 放射性治疗
D. 药物抑制激素分泌
E. 药物抑制激素合成

25. 诱发骨质疏松的病因不包括（　）。
A. 长期服用补充维生素的药物
B. 长期大量饮酒、喝咖啡、吸烟
C. 妊娠或哺乳期女性大量流失钙
D. 女性在停经后雌激素分泌减少
E. 膳食结构中缺乏钙、磷或维生素D等物质

26. 系统性红斑狼疮患者合并肾功能不全的饮食应为（　）。
A. 低盐、高蛋白
B. 高蛋白
C. 低钾、高蛋白
D. 低盐、低蛋白
E. 高钾、高蛋白

27. 目前治疗系统性红斑狼疮最主要的药物是（　）。
A. 抗疟疾药
B. 丙种球蛋白
C. 免疫抑制剂
D. 非甾体抗炎药
E. 肾上腺皮质激素

28. 吸入性中毒首要的抢救措施是（　）。
A. 立即洗胃
B. 立即气管切开
C. 立即进行催吐
D. 立即口服导泻药

E. 立即将患者转移到空气新鲜处

29. 确定某种传染病检疫期的重要依据是（ ）。
A. 前驱期
B. 潜伏期
C. 传染期
D. 症状明显期
E. 恢复期

30. 患者，女性，23 岁。因甲状腺肿大就诊。查体：甲状腺Ⅱ度肿大，无结节，TSH 及甲状腺功能正常。可能的诊断是（ ）。
A. 甲亢
B. 甲减
C. 慢性甲状腺炎
D. 单纯性甲状腺肿
E. 亚急性甲状腺炎

31. 患者，女性，23 岁。诊断为特发性血小板减少性紫癜。查体：贫血貌，双下肢皮肤、黏膜淤斑增多，肝、脾未触及。Hb 105g/L，PLT $20 \times 10^9$/L，骨髓象示巨幼细胞正常。该患者的治疗方法首选（ ）。
A. 脾切除
B. 骨髓移植
C. 输注血小板
D. 应用糖皮质激素
E. 应用免疫抑制剂

32. 患者，女性，36 岁。持续性镜下血尿 2 年，曾有慢性肾盂肾炎病史，尿蛋白（+），尿 RBC 10~20 个/HP，WBC 2~3 个/ HP。为明确诊断，首选的检查方法是（ ）。
A. 肾活检
B. B 超检查
C. 膀胱镜检查
D. 尿培养 + 药敏
E. 尿红细胞形态学检查

33. 患者，女性，31 岁。上腹部间歇性疼痛 3 年，空腹及夜间痛明显，进食后可缓解，3 天前出现黑便。患者出现黑便的原因最可能是（ ）。
A. 胃癌
B. 肠道感染
C. 胃溃疡出血
D. 应激性溃疡
E. 十二指肠溃疡出血

34. 某急性心肌梗死患者心电监护时发现一提前出现的宽大畸形 QRS 波群，T 波与 QRS 波主波方向相反。此提前出现的 QRS 波群最可能是（ ）。
A. 正常现象
B. 室性期前收缩
C. 窦性心律不齐
D. 房性期前收缩
E. 交界区期前收缩

35. 患者，女性，68 岁。反复咳嗽、喘息 20 年，加重 1 周入院。查体：神清，口唇发绀，颈静脉怒张，双肺散在中小水泡音，心率 120 次/分，律齐。肝肋下 3cm，双下肢凹陷性水肿。血 WBC $12 \times 10^9$/L。胸片示双肺纹理粗，右下肺动脉干扩张，其横径 ≥ 15mm。目前患者的主要诊断是（ ）。
A. 全心衰竭
B. COPD 急性发作
C. 呼吸衰竭 + 左心衰竭
D. COPD 急性发作 + 肺心病
E. 慢性支气管炎急性发作

## 二、多选题（以下每道考题有5个备选答案，每题至少有2个正确答案）

1. 痰中带血主要见于（ ）。
   A. 肺炎
   B. 肺癌
   C. 肺结核
   D. 肺气肿
   E. 支气管扩张

2. 心脏骤停可导致的病理生理改变包括（ ）。
   A. 高血钾
   B. 低血钾
   C. 细胞内水肿
   D. 代谢性酸中毒
   E. 代谢性碱中毒

3. 根除幽门螺杆菌的联合用药包括（ ）。
   A. 硫糖铝
   B. 甲硝唑
   C. 雷尼替丁
   D. 奥美拉唑
   E. 克拉霉素

4. 下列哪些不是急性、慢性胃炎的护理诊断（ ）。
   A. 潜在并发症：幽门梗阻
   B. 潜在并发症：急性穿孔
   C. 疼痛：与胃黏膜炎症病变有关
   D. 胃炎：与自身免疫反应有关
   E. 营养失调：低于机体需要量，与消化吸收功能障碍有关

5. 食管静脉曲张硬化剂治疗的主要作用包括（ ）。
   A. 释放凝血因子
   B. 增厚静脉管壁
   C. 促进静脉内血栓形成
   D. 压迫静脉血管而止血
   E. 促进静脉周围黏膜凝固坏死形成纤维化

6. 肝硬化失代偿期门脉高压症的表现为（ ）。
   A. 腹水
   B. 脾肿大
   C. 雌激素增多
   D. 出血倾向、贫血
   E. 侧支循环建立和开放

7. 急性胰腺炎患者出现以下哪些情况时可手术治疗（ ）。
   A. 胰腺脓肿
   B. 严重肠麻痹
   C. 怀疑肠坏死
   D. 胆道梗阻加重
   E. 胰腺假性囊肿

8. 能反映肾小球滤过功能的检查是（ ）。
   A. 血肌酐测定
   B. 血尿素氮测定
   C. 酚红排泄试验
   D. 昼夜尿比重测定
   E. 内生肌酐清除率测定

9. 肾源性水肿的特点是（ ）。
   A. 指压有凹陷
   B. 常伴血压升高
   C. 身体低位水肿明显
   D. 重度水肿时伴体腔积液
   E. 轻者仅见眼睑与颜面水肿

10. 急性肾盂肾炎尿液检查中常见（ ）。
    A. 红细胞

B. 颗粒管型
C. 大量蛋白
D. 大量白细胞
E. 白细胞管型

11. 萎缩性胃炎主要见于哪些贫血患者（　）。
A. 恶性贫血
B. 缺铁性贫血
C. 溶血性贫血
D. 失血性贫血
E. 再生障碍性贫血

12. 下列可导致凝血功能障碍的是（　）。
A. 严重肝病
B. 过敏性紫癜
C. 缺铁性贫血
D. 维生素 K 缺乏症
E. 原发性血小板减少性紫癜

13. 关于脾切除术治疗特发性血小板减少性紫癜的叙述，正确的是（　）。
A. 有效率 70%
B. 可作为首选治疗手段
C. 作用机制是减少血小板破坏和抗体产生
D. 糖皮质激素治疗 6 个月以上无效者可考虑脾切除
E. 糖皮质激素维持量 >30mg/d 者可考虑脾切除

14. 护理贫血患者时的观察要点有（　）。
A. 有无发绀
B. 低血压倾向
C. 贫血进展速度
D. 用药反应和治疗效果
E. 各组织缺氧症状

15. 骨髓移植可用于治疗（　）。
A. 血友病
B. 溶血性贫血
C. 急性白血病
D. 急性原发性血小板减少性紫癜
E. 40 岁以下的重型再生障碍性贫血

16. 慢性粒细胞白血病的临床特点是（　）。
A. 皮疹多见
B. 后期有贫血和出血倾向
C. 肝、脾、淋巴结轻度肿大
D. 以淋巴结肿大为主，伴有肝、脾肿大
E. 以脾显著肿大为主，并有腹胀、低热等

17. 良性突眼的眼征表现为（　）。
A. 畏光流泪
B. 易患结膜炎
C. 双眼聚合欠佳
D. 眼裂增宽，凝视
E. 向上看时，前额皮肤不能皱起

18. 对系统性红斑狼疮患者的健康指导为（　）。
A. 需终身治疗
B. 阳光可直接照射皮肤
C. 定期复查血、尿常规
D. 疾病缓解者允许妊娠
E. 忌用可能诱发本病的药物和食物

19. 类风湿关节炎晚期表现有（　）。
A. 发热
B. 关节肿胀
C. 关节畸形
D. 关节固定
E. 活动受限

20. 中暑高热患者降温治疗的护理正确的是（　）。
   A. 避免体温过低
   B. 测量肛温时，肛表要插深
   C. 室温应保持在20~25℃
   D. 要同时不断按摩四肢及躯干皮肤
   E. 每4小时测量1次体温、血压、脉搏及呼吸

## 三、案例分析题（每个案例至少有3个提问，每个提问有多个备选答案，其中正确答案有1个或几个）

（1~3题共用题干）

患者，男性，54岁。因清晨突然呕血800ml急诊入院。查体：T 36.7℃，P 104次/分，BP 99/68mmHg，既往有上腹部不适、疼痛病史10年。急诊胃镜报告：胃溃疡。

1. 患者上腹部不适10年，病程较长，没有进行过系统治疗。出现以下哪些情况，应考虑有胃溃疡癌变的可能（　）。
   A. 持续疼痛
   B. 胃酸缺乏
   C. 多发性溃疡
   D. 疼痛节律消失
   E. 便潜血持续阳性
   F. 顽固性胃溃疡，内科治疗两个月无效

2. 以下哪些疾病忌用抗胆碱能药物（　）。
   A. 胃溃疡合并出血
   B. 前列腺肥大
   C. 青光眼
   D. 幽门梗阻
   E. 十二指肠溃疡
   F. 慢性胃炎

3. 入院后第6天，患者突然出现上腹部剧痛，板状腹，拒按，有反跳痛，并伴有恶心、呕吐。以上症状考虑出现下列哪些并发症（　）。
   A. 胃痉挛
   B. 幽门梗阻
   C. 溃疡穿孔
   D. 急性阑尾炎
   E. 大量消化道出血
   F. 腹膜炎

（4~7题共用题干）

患者，女性，51岁。因右上肢抽搐伴昏迷4小时来诊。近15天来反复出现畏寒、发热、恶心、欲呕，精神萎靡。既往史不详。有糖尿病家族史。查体：肥胖，双侧瞳孔直径3mm。实验室检查：尿糖（+++），尿酮体（+）；血气分析：pH 7.4，$CO_2$ CP 19mmol/L；血钠155mmol/L，血糖35mmol/L。

4. 最可能的诊断是（　）。
   A. 糖尿病心肌代谢紊乱
   B. 糖尿病肾病
   C. 脑出血
   D. 脑梗死
   E. 非酮症高渗性糖尿病昏迷
   F. 糖尿病酮症酸中毒
   G. 低血糖
   H. 糖尿病周围神经病变

5. 为快速明确诊断，首选检查是（　）。
   A. 血糖、血钾、血钠及血尿素氮
   B. 尿渗透压
   C. 尿糖
   D. 血浆渗透压
   E. 离子间隙
   F. 血钾、血钠

6. 对该患者的正确处理措施有（　）。
A. 补碱
B. 补钾
C. 对症处理
D. 大量补液
E. 静脉滴注普通胰岛素
F. 补酸

7. 对该患者的急救配合与护理包括（　）。
A. 立即开放2条静脉通路
B. 严格执行抢救护理制度
C. 定时床旁监测血糖变化
D. 及时、准确地做好各种检验标本的采集和送检
E. 记录患者的生命体征、意识、24小时液体量
F. 给予低流量持续吸氧

(8~11题共用题干)

患者，女性，76岁。慢性咳嗽、咳痰20余年，近5年来活动后气急，1周前感冒后痰多，气急加剧。近2天嗜睡。实验室检查：WBC $18.6\times10^9$g/L，中性粒细胞 $0.9\times10^9$g/L，动脉血pH 7.29，$PaCO_2$ 80mmHg，$PaO_2$ 48mmHg。

8. 经药物治疗无效，次日患者自主呼吸突然停止。应立即给予（　）。
A. 机械通气
B. 清理呼吸道
C. 人工气道
D. 气管插管
E. 高浓度吸氧
F. 气管切开
G. 体外心脏按压

9. 对该患者的治疗方案应包括（　）。
A. 抗生素抗感染治疗
B. 鼻导管低流量吸氧
C. 祛痰剂化痰
D. 茶碱类药物解除支气管痉挛
E. 给予营养支持
F. 面罩中流量吸氧
G. 纠正酸中毒
H. 无创机械通气

10. 1天后，患者出现头痛、头胀、神志恍惚、躁狂谵语。应考虑出现的并发症是（　）。
A. 脑炎
B. 脑疝
C. 休克早期
D. 窒息先兆
E. 肺性脑病
F. 呼吸性酸中毒

11. 该患者最可能的诊断为（　）。
A. 脑血管意外
B. 支气管哮喘急性发作
C. Ⅱ型呼吸衰竭
D. 左心功能不全
E. Ⅰ型呼吸衰竭
F. 呼吸窘迫综合征
G. 右心功能不全

(12~19题共用题干)

患者，男性，74岁。因呼吸困难、唇周发绀18小时，烦躁、神志恍惚2小时急诊就医。既往有阻塞性肺气肿病史10多年。3天前受凉后，咳嗽加剧，痰量增多。查体：T 38.2℃，P 98次/分，R 30次/分，球结膜水肿。

12. 对该患者主要采取的护理措施是（　）。
A. 向患者做好健康教育
B. 做好眼保护
C. 做好皮肤护理
D. 做好口腔护理

E. 保持呼吸道通畅
F. 注意安全
G. 密切观察生命体征的变化

13. 急诊最好先进行哪些检查（　）。
A. 动脉血气分析
B. 尿常规
C. 心电图检查
D. 血清钾、钠、氯
E. 腹部 B 超
F. 出凝血时间测定
G. 血培养

14. 给患者吸氧的浓度多少为宜（　）。
A. 19%
B. 29%
C. 9%
D. 69%
E. 70%
F. 39%
G. 85%

15. 在急诊室尽快做出的处理是（　）。
A. 给患者静脉输液
B. 尽快给患者高浓度吸氧
C. 改善通气
D. 给患者更衣
E. 给患者准备地西泮注射液

16. 关于吸痰，叙述不正确的是（　）。
A. 吸痰前先吸氧
B. 用无菌湿润的吸痰管
C. 为便于吸痰，要尽量选择大口径的吸痰管
D. 要间断吸痰，每次吸痰的时间不超过 10 秒
E. 吸痰过程中出现低血氧时应停止抽吸
F. 用后的吸痰管要用黑色胶袋包好再弃去

17. 入院后第 2 天，患者意识障碍加重，呼之不应，双侧瞳孔缩小，$PaCO_2$ 90mmHg。判断瞳孔应小于（　）。
A. 2mm
B. 3mm
C. 4mm
D. 5mm
E. 6mm
F. 7mm

18. 血气分析结果：pH 7.33，$PaO_2$ 50mmHg，$PaCO_2$ 60mmHg，$HCO_3^-$ 6mmol/L。该患者的诊断应是（　）。
A. 代谢性酸中毒
B. 代谢性碱中毒
C. 急性呼吸性酸中毒
D. 慢性呼吸性酸中毒
E. 混合性酸中毒

19. 有关动脉血气分析标本采集的操作，下列叙述错误的是（　）。
A. 标本内不应有气体
B. 要注明采集标本时患者的体温
C. 采集标本后要用力摇匀
D. 采集标本后 30 分钟内送检
E. 使用无菌干燥并已肝素化注射器
F. 采集标本后放冰箱保存
G. 如标本有血块要将血块剔出后再送检

（20~22 题共用题干）

患者，男性，61 岁。因左侧肢体无力 3 天，以脑梗死收入院，入院后神志清楚。查体：左侧肢体肌力上肢 2 级，下肢 3 级，右侧肢体肌力 5 级。既往有高血压病史 18 年，

糖尿病病史10年，高脂血症6年，吸烟饮酒史多年。给予改善循环、降压、降糖、降脂药物治疗。

20. 对于脑梗死不可干预的危险因素是（　）。
   A. 年龄
   B. 神志
   C. 血压
   D. 血糖
   E. 血脂

21. 根据患者病史，在饮食方面应提倡（　）。
   A. 低盐、低脂饮食
   B. 低盐、低脂、糖尿病饮食
   C. 低脂、低蛋白饮食
   D. 低盐、低蛋白、糖尿病饮食
   E. 多食水果、蔬菜、细粮

22. 患者出院，对其健康指导内容是（　）。
   A. 注意绝对卧床休息，按需服药，及时就诊
   B. 加强肢体康复锻炼，按时服药，及时就诊
   C. 少饮酒少吸烟，少食蔬菜水果，多食肉食
   D. 少饮酒少吸烟，高脂、高蛋白、低胆固醇饮食
   E. 维持原有生活方式和习惯，参加适当运动

（23~27题共用题干）

患者，男性，37岁。1个月前出现低热，伴乏力、食欲缺乏，近1周来，上述症状明显加重，食后即吐。查体：T 37.2℃，急性病容，皮肤重度黄染，并可见多处淤斑，腹水征（+）。被诊断为亚急性重型肝炎。

23. 导致该患者发展为重型肝炎的最可能原因是（　）。
   A. 过度劳累
   B. 原有肝脏疾病恶化
   C. 肝炎病毒的变异
   D. 肝炎病毒的重叠感染
   E. 服用对肝有损害的药物

24. 该患者可能出现（　）。
   A. 肝肿大
   B. 肝性脑病
   C. ALT <300U/L
   D. PTA <40%
   E. 胆碱酯酶下降

25. 以下护理措施中，正确的是（　）。
   A. 绝对卧床休息
   B. 给予低盐、低脂饮食
   C. 严格记录24小时出入量
   D. 给予富含维生素的高蛋白饮食
   E. 密切观察患者的生命体征及意识状态

26. 入院第2天患者出现发热、腹痛，体温38.5~39.5℃，全腹压痛及反跳痛。首先应进行的检查是（　）。
   A. 血培养
   B. 腹部B超
   C. X线检查
   D. 腹水常规检查
   E. 腹水细菌培养

27. 以下药物中，宜选用的是（　）。
   A. 青霉素
   B. 四环素
   C. 头孢曲松
   D. 头孢他啶
   E. 环丙沙星

（28~31题共用题干）

患者，女性，33岁。1型糖尿病，中断

胰岛素治疗4天突发昏迷，血糖33.8mmol/L，pH 7.0，尿糖、尿酮强阳性。

28. 诊断考虑为（ ）。
 A. 低血糖昏迷
 B. 乳酸性酸中毒
 C. 糖尿病酮症酸中毒昏迷
 D. 糖尿病肾病尿毒症昏迷
 E. 高渗性非酮症糖尿病昏迷

29. 治疗应选择（ ）。
 A. 快速静滴低渗盐水 + 小剂量胰岛素
 B. 快速静滴高渗盐水 + 小剂量胰岛素
 C. 快速静滴生理盐水 + 小剂量胰岛素
 D. 快速静滴生理盐水 + 大剂量胰岛素
 E. 快速静滴碳酸氢钠 + 大剂量胰岛素

30. 静滴胰岛素、碳酸氢钠约3小时后，血糖降至16.7mmol/L，酸中毒改善，一度清醒后又陷于昏迷。此现象原因可能为（ ）。
 A. 并发脑水肿
 B. 并发尿毒症
 C. 并发低血糖
 D. 并发脑血管意外
 E. 并发乳酸性酸中毒

31. 若出现上述现象，应采用以下哪项措施（ ）。
 A. 透析疗法
 B. 静注葡萄糖
 C. 纠正酸碱平衡失调
 D. 降血压、止血或抗凝
 E. 应用脱水剂如甘露醇、呋塞米及地塞米松

（32~35题共用题干）

患者，女性，48岁。因工作原因，多年来与苯密切接触，1年来全身乏力，近3个月加重，化验血常规全血细胞减少，PLT $24\times10^{9}$/L，网织红细胞低于正常，无肝、脾、淋巴结肿大。

32. 该患者的诊断应首先考虑（ ）。
 A. 溶血性贫血
 B. 血管内溶血
 C. 缺铁性贫血
 D. 巨幼细胞贫血
 E. 再生障碍性贫血

33. 该患者首选的治疗为（ ）。
 A. 叶酸
 B. 雄激素
 C. 长春新碱
 D. 环磷酰胺
 E. 阿糖胞苷

34. 为警惕脑出血发作，以下护理措施不妥的是（ ）。
 A. 保持情绪稳定
 B. 卧床与下地活动交替
 C. 便秘时需用泻药或开塞露
 D. 剧咳者立即用抗生素、镇咳药
 E. 发现患者剧烈头痛、恶心、呕吐时应及时报告医师

35. 有关该患者的护理诊断是（ ）。
 A. 活动无耐力：与贫血有关
 B. 焦虑：与乏力、持续不痊愈有关
 C. 疼痛：腰背四肢酸痛，与急性溶血有关
 D. 组织完整性受损：与血小板减少有关
 E. 知识缺乏：与缺乏再生障碍性贫血相关防治知识有关

（36~39题共用题干）

患者，男性，41岁。患肝硬化5年，

半天来呕血 4 次，量约 1200ml，黑便 2 次，量约 600g，伴头晕、心悸入院。查体：BP 60/37.5mmHg，HR 180 次/分，巩膜轻度黄染，腹部膨隆，移动性浊音阳性。

36. 该患者初步诊断是（　）。
   A. 胃癌
   B. 胃溃疡
   C. 糜烂性胃炎
   D. 十二指肠溃疡
   E. 食管静脉曲张破裂大出血休克

37. 此时最重要的治疗措施是（　）。
   A. 吸氧
   B. 清除血块
   C. 用止血药
   D. 补充血容量
   E. 三腔二囊管压迫止血及输血、输液

38. 三腔二囊管压迫止血的主要部位为（　）。
   A. 胃窦部
   B. 食管起始部
   C. 胃体幽门部
   D. 十二指肠球部
   E. 胃底及食管下段

39. 对该患者应采取的护理措施包括（　）。
   A. 立即补液
   B. 清除胃内血块
   C. 准备库存血输血
   D. 严密监测病情变化
   E. 给予三腔二囊管压迫止血

（40~42 题共用题干）

患者，女性，61 岁。因胸骨后压榨样疼痛发作，伴呕吐、冷汗及濒死感 3 小时而入院。护理查体：神清，合作，HR 112 次/分，交替脉，心电图检查显示有急性广泛性前壁心肌梗死。

40. 该患者最主要的护理问题是（　）。
   A. 潜在感染
   B. 体液量过多
   C. 活动无耐力
   D. 心排出量减少
   E. 潜在心律失常

41. 第 1 周对该患者的护理措施是（　）。
   A. 协助患者如厕
   B. 低流量持续吸氧
   C. 指导患者床上活动
   D. 高热量、高蛋白饮食
   E. 协助患者翻身、进食

42. 在监护过程中，发现患者烦躁不安，面色苍白，皮肤湿冷，脉细速，尿量减少。应警惕发生（　）。
   A. 感染
   B. 紧张，恐惧
   C. 心源性休克
   D. 严重心律失常
   E. 急性左心衰竭

（43~45 题共用题干）

患者，女性，25 岁。患风湿性心脏病、心房颤动已 7 年，近来体力活动后感心悸、气急及下肢水肿。门诊给予地高辛等药物治疗。

43. 地高辛的主要治疗作用是（　）。
   A. 利尿
   B. 减慢心率
   C. 扩张冠状动脉
   D. 增加心肌收缩力
   E. 舒张支气管平滑肌

44. 地高辛每日维持量为（　）。
   A. 0.125~0.5mg

B. 0.5~1.5mg
C. 1.5~2.0mg
D. 2.0~2.5mg
E. 2.5~3.0mg

45. 该患者在服药过程中，出现哪种病情变化应考虑为地高辛中毒（　）。
A. 体重减轻
B. 尿量增加
C. 下肢水肿消退
D. 脉率减至 80 次/分
E. 心房颤动突然转为窦性心律

# 参考答案

## 一、单选题

| | | | | | | | | | |
|---|---|---|---|---|---|---|---|---|---|
| 1. C | 2. D | 3. E | 4. B | 5. B | 6. B | 7. E | 8. D | 9. B | 10. E |
| 11. D | 12. A | 13. D | 14. D | 15. C | 16. E | 17. B | 18. D | 19. D | 20. D |
| 21. C | 22. E | 23. E | 24. B | 25. A | 26. D | 27. E | 28. E | 29. B | 30. D |
| 31. D | 32. E | 33. E | 34. B | 35. D | | | | | |

## 二、多选题

| | | | | |
|---|---|---|---|---|
| 1. BCE | 2. ACD | 3. BDE | 4. ABD | 5. BCE |
| 6. ABE | 7. ACDE | 8. ABE | 9. ABDE | 10. ADE |
| 11. AB | 12. AD | 13. ACDE | 14. CDE | 15. CE |
| 16. BE | 17. ACDE | 18. ACE | 19. BCDE | 20. ABCD |

## 三、案例分析题

| | | | | |
|---|---|---|---|---|
| 1. BDEF | 2. ABCD | 3. CF | 4. E | 5. D |
| 6. BCDE | 7. ABCDEF | 8. ABCD | 9. ABCDG | 10. E |
| 11. C | 12. BCDEFG | 13. AD | 14. B | 15. C |
| 16. CF | 17. A | 18. D | 19. CFG | 20. A |
| 21. B | 22. B | 23. A | 24. BCDE | 25. ABCE |
| 26. D | 27. ACDE | 28. C | 29. C | 30. A |
| 31. E | 32. E | 33. B | 34. B | 35. ABDE |
| 36. E | 37. E | 38. E | 39. ABDE | 40. C |
| 41. E | 42. C | 43. D | 44. A | 45. E |

# 高级卫生专业技术资格考试用书
# 内科护理学模拟试卷（五）

中国协和医科大学出版社
北　京

# 模拟试卷（五）

## 一、单选题（以下每道考题有5个备选答案，请选择1个最佳答案）

1. 呼吸中枢所在的位置是（　）。
   A. 大脑
   B. 小脑
   C. 脑干
   D. 脑桥
   E. 延髓

2. 支原体肺炎的发病人群是（　）。
   A. 儿童和青年
   B. 青年和中年
   C. 老年
   D. 婴幼儿
   E. 学龄前儿童

3. 用于测定哮喘患者呼吸道气流受限可逆性的主要检查是（　）。
   A. 通气功能检测
   B. 支气管舒张试验
   C. 支气管激发试验
   D. 最大呼气流量测定
   E. 最大呼气流量变异率测定

4. 雾化吸入治疗时，沉积于小气道内的雾滴直径是（　）。
   A. $<1\mu m$
   B. $1\sim2\mu m$
   C. $2\sim5\mu m$
   D. $5\sim10\mu m$
   E. $10\sim15\mu m$

5. 心脏非同步直流电除颤的能量选择是（　）。
   A. 单向波200J，双向波200J
   B. 单向波200J，双向波360J
   C. 单向波300J，双向波200J
   D. 单向波360J，双向波200J
   E. 单向波360J，双向波360J

6. 心前区疼痛最常见的原因是（　）。
   A. 胸膜炎
   B. 急性心包炎
   C. 心血管神经官能症
   D. 心绞痛急性心肌梗死
   E. 以上都不对

7. 急性心肌梗死后冠脉再通（再灌注）的最佳时间为起病后（　）。
   A. 6小时内
   B. 8小时内
   C. 10小时内
   D. 12小时内
   E. 24小时内

8. 急性左心衰竭的治疗措施是（　）。
   A. 平卧位
   B. 低流量吸氧
   C. 静脉注射利尿剂
   D. 静脉注射β受体阻滞剂
   E. 10分钟内静脉推注镇静药

9. 西咪替丁治疗消化性溃疡的机制是（　）。
   A. 中和胃酸
   B. 加速胃排空
   C. 延缓胃排空

D. 阻滞 $H_2$受体

E. 阻断 $H^+$-$K^+$-ATP 酶

10. 下列不属于肝脏功能的是（ ）。
    A. 生成胆汁
    B. 解毒功能
    C. 激素灭活
    D. 分泌胰岛素
    E. 参与物质代谢

11. X 线钡剂检查前应禁食（ ）。
    A. 6 小时
    B. 8 小时
    C. 10 小时
    D. 12 小时
    E. 24 小时

12. 三腔气囊管止血一般压迫（ ）。
    A. 24 小时
    B. 24~48 小时
    C. 3~4 天
    D. 4~5 天
    E. 1 周

13. 肾脏分泌的激素为（ ）。
    A. 前列腺素，25-（OH）$D_3$，肾素
    B. 肾素，前列腺素，胰岛素，缓激肽
    C. 肾素，前列腺素，促红细胞生成素
    D. 前列腺素，25-（OH）$D_3$，促红细胞生成素
    E. 前列腺素，肾素，促红细胞生成素，去甲肾上腺素

14. 尿毒症最早出现的症状是（ ）。
    A. 血压升高
    B. 咳嗽，胸痛
    C. 皮肤黏膜出血
    D. 厌食，恶心，呕吐
    E. 嗜睡，定向力障碍

15. 与慢性肾衰竭并发肾性骨病有关的是（ ）。
    A. 毒素
    B. 贫血
    C. 钾平衡失调
    D. 钙平衡失调
    E. 甲状旁腺功能亢进

16. 肾性水肿患者需安静卧床，其理由是（ ）。
    A. 增加食欲
    B. 促进静脉回流
    C. 减轻心脏负担
    D. 减少感染机会
    E. 减轻肾脏负担及利尿

17. 治疗慢性再生障碍性贫血的首选药是（ ）。
    A. 雌激素
    B. 雄激素
    C. 生长因子
    D. 维生素 $B_{12}$
    E. 免疫抑制剂

18. 重度贫血是指 Hb（ ）。
    A. <30g/L
    B. 30~60g/L
    C. 70~80g/L
    D. 80~90g/L
    E. 90~100g/L

19. 治疗特发性血小板减少性紫癜的首选药物是（ ）。
    A. 羟基脲
    B. 干扰素
    C. 甲氨蝶呤

D. 肾上腺皮质激素
E. 环磷酰胺

20. 支持重型再生障碍性贫血诊断的是（ ）。
A. 血红蛋白 $<60g/L$
B. 血小板 $<25\times10^9/L$
C. 网织红细胞绝对值 $<25\times10^9/L$
D. 中性粒细胞绝对值 $<1.0\times10^9/L$
E. 多部位穿刺显示骨髓增生重度低下

21. 下列哪项不是糖尿病酮症酸中毒的诱因（ ）。
A. 感染
B. 饮食不当
C. 外伤及手术
D. 妊娠及分娩
E. 胰岛素过量

22. 治疗糖尿病最基本的措施是（ ）。
A. 饮食治疗
B. 运动治疗
C. 药物治疗
D. 胰岛素治疗
E. 定期血糖监测

23. 甲状腺功能亢进症代谢率升高的表现是（ ）。
A. 神经过敏、失眠
B. 肠蠕动增快、腹泻
C. 甲状腺弥漫性肿大
D. 心动过速、收缩压升高
E. 畏热、多汗、食欲亢进

24. 甲亢性心脏病心律失常最常见的是（ ）。
A. 房性期前收缩
B. 室性期前收缩
C. 房室传导阻滞
D. 交界性期间收缩
E. 阵发性心房颤动

25. 风湿性舞蹈病主要的处理是（ ）。
A. 给予布洛芬
B. 足量水杨酸盐
C. 给予苯妥英钠
D. 使用肾上腺皮质激素
E. 以上均不是

26. 关于激素治疗狼疮，叙述错误的是（ ）。
A. 重症狼疮必须使用
B. 有肾脏损害者禁用
C. 病情控制后逐渐减量
D. 可与免疫抑制剂合用
E. 多数患者需长期服用维持量

27. 口服中毒洗胃的最佳时间是（ ）。
A. 1 小时内
B. 2 小时内
C. 4 小时内
D. 6 小时内
E. 8 小时内

28. 孕妇于妊娠早期患重型病毒性肝炎，正确的处理应是（ ）。
A. 立即行人工流产术
B. 肝炎明显好转后继续妊娠
C. 治疗肝炎的同时行人工流产术
D. 治疗肝炎，待病情好转行人工流产术
E. 治疗肝炎，病情不见好转行人工流产术

29. 患者，女性，21 岁。因双侧甲状腺肿大住院。甲状腺扫描可见弥漫性甲状腺肿，均匀分布。诊断为单纯性甲状腺肿。支持该诊断的实验室检查结果是

（ ）。

A. $T_3$、$T_4$升高，TSH 降低

B. $T_3$、$T_4$降低，TSH 升高

C. $T_3$、$T_4$升高，TSH 正常

D. $T_3$、$T_4$降低，TSH 正常

E. $T_3$、$T_4$正常，TSH 正常

30. 患者，男性。发现尿糖 5g/L，以下叙述错误的是（ ）。

A. 诊断为糖尿病

B. 复查尿常规

C. 应同时查血糖

D. 查 24 小时尿糖定量

E. 询问是否服用丙磺舒

31. 患者，女性，33 岁。以急性淋巴细胞白血病入院，治疗方案中有环磷酰胺。在化疗期间要特别监测的项目是（ ）。

A. 体温

B. 食欲

C. 血常规

D. 血压

E. 脱发

32. 患者，男性，41 岁。全身水肿、少尿 10 天，近 3 天尿量＜200ml/24h，水肿显著加重，心悸、气促不能平卧。BP 180/105mmHg，Hb 110g/L，尿蛋白（++），尿 RBC（++），针对该患者最有效的治疗措施为（ ）。

A. 透析治疗

B. 洋地黄＋呋塞米

C. 地塞米松静注

D. 多巴酚丁胺＋呋塞米

E. 呋塞米＋硝普钠＋洋地黄

33. 患者，男性，42 岁。反复上腹痛 10 余年，近 2 个月疼痛加重，检查示胃酸缺乏。进一步的处理方案首选（ ）。

A. 三联疗法

B. X 线钡剂检查

C. 便潜血试验

D. 预防性手术治疗

E. 胃镜检查及组织活检

34. 患者，女性，65 岁。患慢性充血性心力衰竭，在治疗期间出现恶心、头痛、头晕、黄视。检查：HR 46 次/分，二联律。应考虑为（ ）。

A. 洋地黄中毒

B. 硝普钠中毒

C. 氨茶碱中毒

D. 酚妥拉明中毒

E. 多巴酚丁胺中毒

35. 患者，男性，29 岁。发热（T 39℃），咳嗽，咳少量白痰，无咽痛及淋巴结肿大，双肺可闻及干性啰音。最可能的诊断是（ ）。

A. 急性病毒性咽炎

B. 急性病毒性喉炎

C. 急性细菌性喉炎

D. 急性病毒性支气管炎

E. 急性细菌性扁桃体炎

## 二、多选题（以下每道考题有 5 个备选答案，每题至少有 2 个正确答案）

1. 治疗心绞痛的常用药物有（ ）。

A. 硝酸酯类制剂

B. 钙离子通道阻滞剂

C. β 受体阻滞剂

D. 吗啡制剂

E. 血管扩张剂

2. 慢性肺心病急性加重期治疗的关键是（　）。
A. 改善心肺功能
B. 控制呼吸道感染
C. 早期应用大剂量呼吸兴奋剂
D. 维持酸碱、水、电解质平衡
E. 迅速利尿，减少血容量，减轻心脏前负荷

3. 心绞痛发作时首要的处理措施是（　）。
A. 立即吸氧
B. 立即休息
C. 立即给镇静剂
D. 立即静脉输液
E. 立即含服硝酸甘油

4. 溃疡病患者宜低脂饮食的目的是（　）。
A. 避免刺激引起缩胆囊素的分泌
B. 避免胃窦扩张，胃排空减慢
C. 抑制胃蛋白酶活性，促细胞再生
D. 帮助消化吸收，减少胃窦部潴留
E. 中和胃酸，减少对胃黏膜的刺激

5. 急性出血坏死型胰腺炎的常见并发症有（　）。
A. 肠穿孔
B. 败血症
C. 胰腺脓肿
D. 消化道出血
E. 急性肾衰竭

6. 消化性溃疡患者呕血的护理措施是（　）。
A. 输新鲜血
B. 双气囊压迫
C. 静注西咪替丁
D. 适量垂体后叶素静推
E. 胃内灌注去甲肾上腺素

7. 肝硬化患者食管胃底静脉曲张破裂出血的护理措施是（　）。
A. 给予流质饮食
B. 立即建立静脉通道
C. 将患者头偏向一侧
D. 备好三腔二囊管
E. 密切观察生命体征及神志变化

8. 食管胃底静脉曲张破裂出血需要马上采取的急救措施是（　）。
A. 留置导尿管
B. 心电、血压监护
C. 三腔二囊管压迫
D. 迅速建立静脉通道
E. 静脉滴注706代血浆

9. 肾源性水肿患者应避免食用（　）。
A. 甜点
B. 啤酒
C. 面包
D. 罐头食品
E. 腌制食品

10. 慢性肾衰竭可出现哪些电解质紊乱（　）。
A. 高血钙
B. 高血钾
C. 低血钠
D. 低血磷
E. 低血钾

11. 有关急性肾盂肾炎，下列叙述正确的是（　）。
A. 无肉眼血尿
B. 妊娠期发病率高
C. 肾功能正常
D. 轻症病例可能无明显全身中毒症状
E. 尿沉渣检查白细胞增多，有时可见白细胞管型

12. 关于输血，下列哪些是正确的（　）。
A. 输血速度应先慢后快
B. 用5%葡萄糖冲管
C. 婴儿输血每小时不宜超过30ml
D. 取回血小板后放冰箱内保存
E. Rh阴性患者必须输Rh阴性血小板

13. 导致血液病患者死亡的主要原因是（　）。
A. 贫血
B. 发热
C. 败血症
D. 颅内出血
E. 全身衰竭

14. 缺铁性贫血的护理措施包括（　）。
A. 重度贫血患者可在床边活动
B. 铁剂宜深部肌内注射
C. 注射铁剂后嘱患者多饮水
D. 服用铁剂应避免与牙齿接触
E. 给予高蛋白、含铁丰富及富含维生素的食物

15. 缺铁性贫血的临床表现包括（　）。
A. 反甲
B. 口角炎
C. 面色苍白
D. 慢性周期性上腹痛
E. 易激惹、注意力不集中

16. 抗甲状腺药物的不良反应有（　）。
A. 出血
B. 白细胞减少
C. 甲状腺功能减退
D. 药疹或剥脱性皮炎
E. 血清丙氨酸氨基转移酶升高

17. 系统性红斑狼疮患者的护理诊断有（　）。
A. 疼痛
B. 知识缺乏
C. 预感性悲哀
D. 身体移动障碍
E. 皮肤完整性受损

18. 对口服敌百虫中毒患者的处理是（　）。
A. 用清水洗胃
B. 服用阿托品
C. 用生理盐水洗胃
D. 用碳酸氢钠洗胃
E. 每次注入洗液量200~250ml

19. 关于HIV无症状感染期的叙述，不正确的是（　）。
A. 无传染性
B. 抗-HIV阴性
C. 常出现蛋白尿
D. 血中检测不出HIV
E. 持续时间较长，可达数年或更长

20. 关于头痛的叙述，下列哪项是正确的（　）。
A. 大部分头痛有特异性
B. 高血压头痛呈搏动性
C. 脑肿瘤的疼痛缓慢而呈进行性
D. 三叉神经痛呈阵发性电击样疼痛
E. 伴颈部剧痛见于流脑、蛛网膜下腔出血

## 三、案例分析题（每个案例至少有3个提问，每个提问有多个备选答案，其中正确答案有1个或几个）

（1~7题共用题干）

患者，男性，44岁。既往体健，2周前体检发现脾大，今日突然呕鲜血200ml，解柏油样便350ml。

1. 根据患者的出血情况，有效的止血方法有（　）。
A. 介入治疗
B. 立即手术止血
C. 内镜下高频电灼
D. 奥美拉唑静脉注射
E. 垂体后叶素静脉滴注
F. 内镜下硬化剂注射
G. 三腔二囊管压迫止血

2. 根据出血量，对出血严重程度的正确评估包括（　）。
A. 短时间内出血量＞1000ml，可出现周围循环衰竭
B. 胃内储积血量在250～300ml，可引起呕血
C. 成人每日消化道出血量5～10ml，出现黑便
D. 胃内储积血量在250～350ml，可引起呕血
E. 成人每日消化道出血量50～100ml，出现黑便
F. 胃内储积血量在200～300ml，可引起呕血
G. 出血量50～400ml，可出现全身症状
H. 出血量400～500ml，可出现全身症状

3. 解除门静脉高压的主要方法是（　）。
A. 反复内镜下注射硬化剂
B. 内镜下高频电灼
C. 反复内镜下食管曲张静脉套扎术
D. 长期口服普萘洛尔
E. 经颈静脉肝内门体分流术
F. 三腔二囊管压迫止血
G. 长期静脉滴注小剂量垂体后叶素

4. 内科保守治疗常用的止血药物有（　）。
A. 垂体后叶素
B. 奥美拉唑
C. 普萘洛尔
D. 立止血
E. 生长抑素
F. 凝血酶
G. 西咪替丁

5. 该患者消化道出血的主要病因为（　）。
A. 胃癌
B. 贲门黏膜撕裂症
C. 胃平滑肌肉瘤
D. 食管静脉曲张破裂出血
E. 急性糜烂性胃炎
F. 消化性溃疡
G. 胃粘膜脱垂

6. 判断患者继续出血的主要指标有（　）。
A. 反复呕血
B. 在补液与尿量足够的情况下，血尿素氮升高
C. 网织红细胞计数持续升高
D. 红细胞计数持续升高
E. 在补液与尿量足够的情况下，血尿素氮下降
F. 血红蛋白浓度下降
G. 肠鸣音亢进
H. 黑便次数增多

7. 患者3小时内出血量1200ml，判断周围循环衰竭需动态观察的关键指标有（　）。
A. 神志
B. 四肢湿冷
C. 血压
D. 末梢循环
E. 烦躁不安
F. 心率
G. 出血量

(8～12 题共用题干)

患者，女性，27 岁。春季旅游时突感胸闷，呼吸困难，全身大汗。查体：口唇发绀，呼吸急促，双肺布满干性啰音，心率 90 次/分，律齐。过去曾有类似发作，休息后自行缓解。

8. 应给予的治疗药物有（　）。
   A. 毛花苷丙
   B. 氨茶碱
   C. 异丙托溴铵
   D. 沙丁胺醇
   E. 甲泼尼龙
   F. 地西泮
   G. 呋塞米

9. 呋塞米处理后患者仍无明显缓解且连续发作 28 小时。可能发生的情况是（　）。
   A. 肺不张
   B. 急性肺水肿
   C. 气胸
   D. 呼吸衰竭
   E. 肺源性心脏病
   F. 哮喘持续状态

10. 根据该疾病发展的过程及病情严重程度，该疾病分级有（　）。
   A. 重度
   B. 中度
   C. 严重持续
   D. 间歇
   E. 中度持续
   F. 轻度
   G. 轻度持续
   H. 危重

11. 根据病情，应给予的治疗措施有（　）。
   A. 氧疗
   B. 毛花苷丙和呋塞米静脉注射
   C. 纠正酸碱失衡
   D. 排痰，保持呼吸道通畅
   E. 氨茶碱和激素静脉滴注
   F. 心电图、血压、血氧饱和度监测

12. 该患者的初步诊断是（　）。
   A. 支气管哮喘
   B. 过敏性休克
   C. 心源性哮喘
   D. 肺血栓栓塞症
   E. 喘息型支气管炎
   F. 变态反应性肺浸润

(13～20 题共用题干)

患者，女性，35 岁。一年来经常感到头昏、乏力，动则心悸、气促，门诊以“头昏原因待查”收入院。查体：神志清楚，精神可，T 37.1℃，P 76 次/分，R 18 次/分，BP 120/85mmHg。中度贫血貌，心率 76 次/分，律齐，心尖区可闻及柔和 2 级收缩期杂音。腹部平软，无压痛反跳痛，肝脾肋下未触及，双下肢无水肿。辅助检查：红细胞 $2.5\times10^{12}/L$，血红蛋白 72g/L，白细胞 $5\times10^{9}/L$，中性粒细胞 0.7，淋巴细胞 0.3，血小板计数 $130\times10^{9}/L$。红细胞形态偏小，染色较浅。便常规（-），尿常规（-）。X 线检查：心肺无异常。

13. 体内铁缺乏时最早被动用来供给骨髓造血用的铁是（　）。
   A. 血红蛋白铁
   B. 肌红蛋白铁
   C. 易变池铁
   D. 转铁蛋白
   E. 传输中铁
   F. 铁蛋白
   G. 含铁血黄素
   H. 血清铁

14. 口服铁治疗的护理措施，不正确的是（ ）。
A. 铁剂不与浓茶一起服用
B. 铁剂与维生素 C 一起服用有助于吸收
C. 可与牛奶一起服用
D. 饭前口服铁剂
E. 避免和磷酸盐一起服用
F. 服用液态铁剂应该用吸管
G. 服用铁剂后可能出现黑便，是消化道出血现象，应该注意观察
H. 食物中的鞣酸可使铁沉淀，影响铁吸收

15. 体内贮存铁的形式是（ ）。
A. 血清铁
B. 肌红蛋白铁
C. 血红蛋白铁
D. 易变池铁
E. 铁蛋白
F. 含铁血红素
G. 含铁血黄素
H. 转输中铁

16. 下列不是缺铁性贫血原因的是（ ）。
A. 人工喂养
B. 妊娠
C. 月经过多
D. 胃切除术后
E. 遗传性缺陷
F. 长期腹泻
G. 缺乏游离盐酸
H. 血管内溶血

17. 该病的诊断依据（ ）。
A. 曾服用地西泮、维生素 C 治疗，效果不佳
B. 头晕、乏力、心悸
C. 月经过多史
D. 中度贫血貌
E. 红细胞及血红蛋白量减少
F. 红细胞形态偏小
G. 皮肤黏膜无黄染
H. 心尖区可闻及柔和 2 级收缩期杂音

18. 该患者的治疗原则是（ ）。
A. 去除病因，改善症状，刺激骨髓造血
B. 补充血容量
C. 补充维生素和叶酸
D. 预防感染，防止出血
E. 治疗病因，及时有效补充铁剂
F. 血浆输注
G. 红细胞集落刺激因子
H. 补充凝血因子

19. 铁吸收率最高的部位是在（ ）。
A. 食管
B. 胃
C. 十二指肠
D. 空肠
E. 空肠上部
F. 回肠
G. 回肠上部
H. 结肠

20. 从病史及实验室检查看该患者的贫血极有可能是（ ）。
A. 大细胞性贫血
B. 正常细胞性贫血
C. 小细胞低色素性贫血
D. 缺铁性贫血
E. 再生障碍性贫血
F. 溶血性贫血
G. 巨幼细胞性贫血
H. 海洋性贫血

(21~26 题共用题干)

患者，男性，63 岁。19 年前因多饮、多食、多尿，诊断为“糖尿病”。近 2 年夜尿量增多，血糖较高，接受胰岛素治疗，每日 28U。近 1 周因装修新房，进餐不规律，当天上午注射胰岛素后 1 小时突感全身乏力、心悸、多汗，并出现昏迷，被送急诊。查体：T 37.2℃，P 116 次/分，R 22 次/分，BP 205/105mmHg，昏迷状态。实验室检查：血糖 1.7mmol/L，尿糖（-），血酮 0.9mmol/L，尿酮（-），血 pH 7.35。

21. 该患者昏迷的原因最可能是（　）。
   A. 低血容量性休克
   B. 脑血管意外
   C. 急性脑缺氧
   D. 低血糖
   E. 糖尿病酮症酸中毒
   F. 感染性休克
   G. 甲亢危象
   H. 急性心肌梗死

22. 世界卫生组织推荐口服葡萄糖耐量试验时成人的葡萄糖负荷为（　）。
   A. 45g
   B. 50g
   C. 1.75g/kg
   D. 75g
   E. 100g
   F. 125g
   G. 150g
   H. 1.5g/kg

23. 对该患者的紧急处理措施正确的是（　）。
   A. 做好气管插管准备
   B. 静脉补充生理盐水，增加有效血容量
   C. 鼓励患者进食高糖易消化饮食
   D. 静脉滴注 10% 葡萄糖 500ml
   E. 插胃管，鼻饲 50% 葡萄糖 500ml
   F. 静脉推注 50% 葡萄糖 20~40ml
   G. 舌下含服硝酸甘油

24. 糖尿病最基本的病理生理改变是（　）。
   A. 极度肥胖
   B. 长期大量摄糖
   C. 长期使用糖皮质激素
   D. 胰岛素分泌不足
   E. 老年
   F. 遗传
   G. 生活不规律

25. 胰岛素的不良反应有（　）。
   A. 局部过敏反应
   B. 低血糖
   C. 治疗初期有轻度水肿
   D. 视物模糊
   E. 注射部位皮下脂肪萎缩
   F. 注射部位皮下脂肪增生
   G. 反跳性高血糖
   H. 酸中毒

26. 关于糖尿病食谱，叙述正确的是（　）。
   A. 面与大米只能等量交换
   B. 粥与同等量的米饭一样
   C. 饥饿时可以随意食用马铃薯
   D. 水果可适当食用
   E. 生梨含糖量低，可随意食用
   F. 少食动物内脏
   G. 胰岛素治疗可以替代饮食控制
   H. 饮食中的蛋白质应占总热量的 60%

(27~29 题共用题干)

患者，女性，22 岁。特发性癫痫病史 4 年，表现为全身性强直-阵挛发作，每月发作 3~4 次。入院检查：浅昏迷，体温、血压均正常，入院后又发作2次。

27. 强直–阵挛发作的特征是（　）。
A. 发作时意识清楚
B. 自主神经症状明显
C. 肢体有针刺和麻木感
D. 全身对称性抽搐和意识丧失
E. 突然、短暂、快速的肌肉收缩

28. 对该患者的药物治疗，正确的是（　）。
A. 症状缓解后可逐渐减量
B. 药物剂量由小到大，逐步增加
C. 症状严重时应同时使用多种药物
D. 发作时以保证安全为主，而不是立即用药
E. 一种药物达到最大有效血药浓度仍不能控制时，可加用第2种药物

29. 该患者不适合做的检查是（　）。
A. 脑电图
B. 头颅CT
C. MRI检查
D. 腰椎穿刺
E. 脑血管造影

（30～32题共用题干）

患儿，男性，11岁。误服有机磷农药，急送医院就诊，当时测定胆碱酯酶活力为54%。

30. 为患儿急诊洗胃，洗胃液忌用（　）。
A. 冰水
B. 肥皂水
C. 生理盐水
D. 高锰酸钾
E. 2%碳酸氢钠

31. 重症有机磷农药中毒患者血清胆碱酯酶活力应为（　）。
A. <30%
B. <45%
C. <50%
D. <65%
E. <75%

32. 对该患儿应用氯解磷定静脉滴注治疗，其目的为（　）。
A. 预防脑水肿
B. 减少毒物吸收
C. 解除呼吸中枢抑制
D. 对抗毒蕈碱样症状
E. 恢复胆碱酯酶活力

（33～37题共用题干）

患者，男性，28岁。头晕、乏力2年，全身有散在出血点。检查：Hb 70g/L，RBC $3.5\times10^{12}$/L，WBC $2\times10^{9}$/L，PLT $30\times10^{9}$/L，肝、脾、淋巴结均无肿大，骨髓增生低下。

33. 患者最可能的诊断是（　）。
A. 白血病
B. 缺铁性贫血
C. 巨幼细胞贫血
D. 慢性再生障碍性贫血
E. 特发性血小板减少性紫癜

34. 为进一步明确诊断需做的检查是（　）。
A. 骨髓穿刺
B. 血象检查
C. 生化检查
D. 铁蛋白测定
E. 免疫学检查

35. 该疾病的发病原因是（　）。
A. 缺乏铁
B. 病毒感染
C. 骨髓受抑制
D. 血小板遭到破坏

E. 缺乏叶酸和维生素 $B_{12}$

36. 治疗该疾病的首选药物是（　）。
A. 叶酸
B. 铁剂
C. 雄激素
D. 羟基脲
E. 糖皮质激素

37. 若患者住院期间出现高热，应采取的护理措施是（　）。
A. 物理降温
B. 酒精擦浴
C. 防止患者发生虚脱
D. 遵医嘱给予退热药
E. 及时擦干皮肤，更换衣物

（38~40 题共用题干）

患者，女性，47 岁。风湿性心脏病二尖瓣狭窄 10 余年，近 1 周出现劳累后胸闷、心悸，休息后稍缓解，近 2 天稍进行体力活动即感呼吸困难，伴咳嗽、咳痰，昨日夜间睡眠中因胸闷憋醒，今晨急诊入院。查体：P 68 次/分，BP 105/75mmHg，R 18 次/分，双颧绀红，端坐位，听诊心尖部可闻及局限、不传导的低调隆隆样舒张中晚期杂音。

38. 入院后超声心动图检查示二尖瓣口面积为 1.0cm$^2$，该患者二尖瓣狭窄的程度是（　）。
A. 正常下限
B. 轻度狭窄
C. 中度狭窄
D. 重度狭窄
E. 轻中度狭窄

39. 为明确患者左心房是否存在附壁血栓应采取的检查是（　）。
A. 食管超声
B. M 型超声心动图
C. 二维超声心动图
D. 放射性核素心室造影
E. 彩色多普勒血流显像

40. 若患者左心房内有巨大附壁血栓，应给予的护理措施是（　）。
A. 监测生命体征
B. 评估患者有无呼吸困难、乏力、食欲缺乏、尿少等症状
C. 检查有无肺部湿啰音、肝大、下肢水肿等心力衰竭体征
D. 鼓励并协助患者翻身，活动下肢，防止下肢深静脉血栓形成
E. 给予高热量、高蛋白、高维生素、易消化饮食

（41~45 题共用题干）

患者，女性，45 岁。3 年前自觉双手指、腕关节肿胀疼痛，活动僵硬，晨起时明显，活动后稍减轻，逐年加重，活动受限，遇冷时手指苍白疼痛。查体：双手指近端指关节梭形肿大，压痛（+），病变关节周围肌肉萎缩。X 线片提示病变关节融合、畸形。

41. 患者长期服用非甾体抗炎药及糖皮质激素治疗。为避免发生严重不良反应，应注意的是（　）。
A. 定期监测血常规、尿常规及肝肾功能
B. 餐后服药以减少胃肠道反应
C. 鼓励患者多饮水
D. 适当补充钙剂，预防骨质疏松
E. 可服用 $H_2$ 受体阻滞剂以减少胃粘膜损伤
F. 定期测量血压，观察出入液量变化
G. 发生胃部不适时可减少激素的服用剂量，继续观察
H. 密切观察有无精神症状

42. 应做的检查有（ ）。
A. 类风湿因子
B. C 反应蛋白
C. 血常规
D. ESR
E. LE 细胞
F. 补体 C3、C4

43. 初步诊断是（ ）。
A. 硬度病
B. Reiter 综合征
C. 贝赫切特综合征
D. 干燥综合征
E. 系统性红斑狼疮
F. 类风湿关节炎

44. 患者受凉后再次发生双手指苍白、麻木、刺痛。应采取的护理措施有（ ）。
A. 避免饮酒及咖啡
B. 经常大量运动以促进血液循环
C. 出现肢端皮肤苍白、疼痛时给予冷敷
D. 肢端疼痛时局部外涂硝酸甘油软膏以缓解症状
E. 给予血管扩张剂及抑制血小板聚集药物以改善微循环
F. 加强耐寒能力锻炼，洗冷水澡
G. 保持良好心态，避免情绪激动

45. 患者关节疼痛明显，躯体移动障碍。护理措施不正确的是（ ）。
A. 大量使用抗生素以预防肺部感染
B. 指导患者合理使用辅助工具以保障安全
C. 夜间睡眠时注意关节保暖，预防晨僵
D. 鼓励患者使用患侧手臂活动
E. 急性期绝对卧床休息，保持关节的功能位置
F. 关节疼痛明显时给予肌内注射哌替啶止痛
G. 采用超短波、红外线等理疗方法缓解疼痛，改善关节功能

# 参考答案

**一、单选题**

1. E　2. B　3. B　4. C　5. D　6. D　7. A　8. C　9. D　10. D
11. D　12. C　13. C　14. D　15. E　16. E　17. B　18. B　19. D　20. E
21. E　22. A　23. E　24. E　25. E　26. B　27. D　28. D　29. E　30. A
31. C　32. A　33. E　34. A　35. D

**二、多选题**

1. ABC　2. ABD　3. BE　4. AB　5. BCE
6. ACDE　7. BCDE　8. BCDE　9. BCDE　10. BCE
11. BCDE　12. ACE　13. CDE　14. BCDE　15. ABCE
16. BDE　17. ABCE　18. ABCE　19. ABCD　20. BCDE

**三、案例分析题**

1. BDEG　2. ABEH　3. ACDE　4. ABDEFG　5. DEF
6. ABCFG　7. ABCDEFG　8. BCDE　9. F　10. ABCDEFGH
11. ACDEF　12. A　13. FG　14. CDG　15. EG
16. E　17. BDEF　18. E　19. CE　20. CD
21. D　22. D　23. F　24. D　25. ABCDEF
26. ADF　27. D　28. ABDE　29. D　30. D
31. A　32. E　33. D　34. A　35. C
36. C　37. ACDE　38. D　39. A　40. ABCE
41. ABDEF　42. ABCDF　43. F　44. ADEG　45. AF